Dr. PIERRE ROCHE
ANCIEN INTERNE DES HOPITAUX DE BLOIS

Traitement des Fièvres Typhoïde et Paratyphoïdes

par le vaccin iodé, les applications de glace et les lavements froids.

(Travail du Service de Médecine et du Laboratoire de l'Hôtel Dieu de Blois)

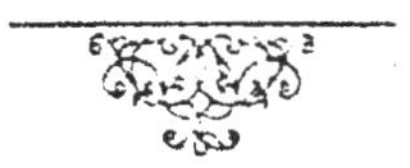

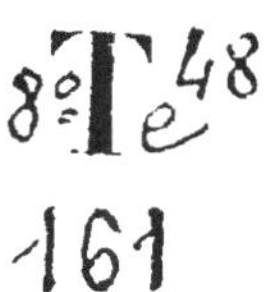

STRASBOURG
IMPRIMERIE ALSACIENNE
1923

Traitement
des Fièvres Typhoïde et Paratyphoïdes

par le vaccin iodé, les applications de glace et les lavements froids.

Dr. PIERRE ROCHE

ANCIEN INTERNE DES HOPITAUX DE BLOIS

Traitement des Fièvres Typhoïde et Paratyphoïdes

par le vaccin iodé, les applications de glace et les lavements froids.

(Travail du Service de Médecine et du Laboratoire de l'Hôtel Dieu de Blois)

STRASBOURG

IMPRIMERIE ALSACIENNE

1923

A MA GRAND'MERE.

A MA MERE, A MON PERE.

A MA SŒUR, A MON BEAU-FRERE.

A MES MAITRES DE LA FACULTÉ DE MÉDECINE
DE STRASBOURG.

A MES MAITRES DANS LES HOPITAUX DE STRASBOURG.

MM. les Professeurs :

BARD, BARRÉ, PAUTRIER, SENCERT.

MM. les Docteurs :

P. BLUM, BŒCKEL, HANNS, HUMBERT.

A MES MAITRES DANS LES HOPITAUX DE BLOIS
Internat 1921 et 1922

Médecine : M. le Dr MARMASSE,
qui nous donna l'idée de ce travail
M. le Dr LEFRANC.

Chirurgie : M. le Dr CROISIER,
M. le Dr L. FERRAND.

Maternité : M. le Dr ANSALONI.

O. R. L. : M. le Dr DUBOIS.

A M. LE Dr MATTEI
Professeur à l'École de Médecine de Marseille.

A MM. LES Drs RANQUE ET SENEZ.

A MES AMIS BARCELOT, SENICOURT, VASSAL.

A MỌN PRÉSIDENT DE THESE :

M. le Professeur PAUL CHAVIGNY

TABLE DES MATIÈRES

I. — VACCINOTHÉRAPIE.

1° HISTORIQUE.

C'est à Pasteur dont les travaux sur le charbon et le choléra des poules montrèrent comment peut s'acquérir l'immunité que nous devons la première application scientifique de la vaccination.

Et c'est Roux, après que Chantemesse et Widal eurent réalisé, en 1887, la vaccination antityphoïdique préventive sur des animaux, qui conseilla la même année d'essayer le vaccin à titre curatif sur les Typhiques.

Suivi seulement par Fraenkel qui, à Hambourg, en 1893, traita 57 malades en leur injectant des cultures de bacilles typhiques chauffées à 63° avec 52 guérisons, puis par Wright, en Angleterre, en 1896, et par Pfeiffer et Koll en Allemagne, on ne retrouve que quelques rares essais de 1904 à 1907, et il faut attendre jusqu'en 1912-1913 pour que des communications sur l'emploi d'une méthode née en France vingt-cinq ans plus tôt soient faites à la Société médicale des Hôpitaux.

Puis les essais se multiplient, si bien qu'en 1914 on peut trouver 146 auteurs qui ont soigné un total de plus de 2000 typhiques par la vaccinothérapie.

Enfin au cours de la guerre, et depuis, la vaccinothérapie, a pris un essor considérable et les résultats obtenus, ont fait l'objet de nombreux travaux : nous ne citerons que les noms de Von Koryani, Goldscheider et Korbsch, en Allemagne, ceux de Cuddy, en Angleterre, de Gay, de Williams, de Whittington, en Amérique, de Caronia, de Salvetti, de Bozzolo et Fanziol, en Italie, de Mery, Rathery, Vallée-Bazy, Rouslacroix, Sezary, Michel, Mauté, Ranque et Senez, et il y a quelques mois, Pilod en France. Enfin des thèses, parmi lesquelles celles de Pruvost, Gauchery, Thibault, Durand, Dubarry, Creuze, à Paris, de Reveilhe, d'Amaladassou, à Montpellier, de Chanes, de Bernard, à Lyon, de Dore à Toulouse, et de Martin à Bordeaux.

2° LES DIFFERENTS VACCINS ANTITYPHIQUES;

Un vaccin est un antigène formé de toxines adhérentes à des corps microbiens (cultures totales de microbes = vaccin microbien, ou bacil laire) ou de toxines simples, si l'on a filtré ou dissous les corps microbiens (produits d'extraction de microbes = extraits bacillaires ou autolysats).

Donc deux grandes classes : dans l'une et l'autre, le vaccin peut avoir comme souche d'origine le microbe personnel du malade (auto-vaccin) ou des colonies microbiennes sélectionnées d'avance (stock vaccin). Enfin, il est monovalent ou polyvalent suivant qu'il contient une ou plusieurs races de bacilles.

Les vaccins antityphiques sont habituellement préparés avec les bacilles d'une hémoculture; signalons cependant que d'Œlnitz conseille les auto-vaccins d'origine intestinale préparés avec les espèces microbiennes des selles du malade et comprenant en proportion variable les espèces prédominantes.

I. Vaccins Microbiens.

Ils se présentent sous forme d'une émulsion de corps microbiens soit vivants, mais atténués dans leur vitalité, soit morts, en suspension dans un liquide vecteur, ordinairement eau salée, parfois huile (lipo-vaccin); ils sont destinés à être introduits dans l'organisme par voie d'injection, sous-cutanée habituellement, ou pour certains d'entre eux, plus rares, par voie buccale, ou intestinale : leur mode de présentation peut alors être différent.

a) *Vaccins microbiens à bacilles vivants.*

Nicolle, Connor et Conseil, de l'Institut Pasteur de Tunis, préparent une émulsion aqueuse de bacilles typhiques vivants, mais atténués par la chaleur.

Besredka, de l'Institut Pasteur, prépare un vaccin sensibilisé : les bacilles sont mélangés avec du sérum antityphique privé de complément par chauffage à 56°, réalisant un mélange bacilles vivants et sensibilisatrice.

b) *Vaccins microbiens à bacilles inanimés.*

Le pouvoir germinatif dans les cultures bactériennes peut être aboli :

1° *Par action physique.* On utilise :

a) *La chaleur* : c'est le procédé employé par Chantemesse, Widal, Sacquépée et Chevrel, Wright, Pfeiffer et Russels (stock-vaccins) et Josué et Belloir pour leurs auto-vaccins.

Tous ces vaccins ainsi obtenus ne diffèrent entre eux que par la température, voisine en général de 56° et la durée du chauffage, l'âge des cultures et leur teneur en bacilles.

A tous, on ajoute, au moment de la mise en ampoules une petite quantité d'antiseptique destinée à assurer leur conservation.

Par le même procédé, Fournier et Lumière ont préparé un entéro-vaccin s'administrant soit sous forme de pilules kératinisées, soit en solution. Besredka présente un entéro-vaccin bilié.

Enfin Pinoy et Sézary font un lipo-vaccin dont les bacilles sont, là encore, tués par la chaleur.

b) *Les rayons ultra-violets.* C'est ainsi qu'est obtenu le vaccin « irradié » de Renaud.

2° *Par action chimique :*

Les cultures sont mises pendant un temps variable en contact intime avec un antiseptique bactéricide.

On utilise :

a) l'éther : vaccin de Vincent;

b) le Formol : procédé de Costa.

c) l'acide phénique : technique de Semple et Matson;

d) l'Iode : Vaccin iodé, procédé de Ranque et Senez.

II. EXTRAITS BACILLAIRES OU AUTOLYSATS.

Les produits d'extraction des microbes sont obtenus de deux manières :

a) On utilise le filtrat :

soit d'une émulsion microbienne préparée par macération (Conradi, Bassenge et Mayer);

soit d'une émulsion de bacilles tués par la chaleur (Shiga, Neisser, Wassermann);

soit d'une culture préalablement congelée par l'air liquide (Mac Fayden et Rowland).

b) On utilise, après avoir émulsionné des cultures et les avoir centrifugées, le liquide clair qui surnage, qu'on additionne d'éther (autolysat de Vincent).

Ainsi la bactériothérapie typhique nous offre des vaccins fort nombreux, et fort différents : voyons si l'étude de leur mode d'action générale peut nous aider à fixer notre choix sur l'un d'eux.

3° MODE D'ACTION DES VACCINS.

On peut se demander s'il est logique de traiter une maladie toxinienne, comme la Fièvre typhoïde, par l'addition de nouvelles doses de toxines (vaccin), comment la vaccinothérapie déclenche la lutte de l'organisme, et si son action est spécifique.

On sait que lorsqu'un microbe ou antigène est introduit dans l'économie, il se produit des réactions de défense. « Sans doute » comme l'écrit Carnot, « les processus défensifs opposés par l'organisme aux infections sont multiples et se complètent les uns les autres; nous en ignorons probablement beaucoup, et des plus importants ». Nous connaissons cependant parmi les réactions humorales, les actions accessoires agissant de façon mécanique, les actions empêchantes sur diverses fonctions (perte de mobilité par exemple) l'apparition de propriétés agglutinantes, bactéricides, bactériolytiques, l'augmentation du pouvoir opsonique et surtout la production *d'Anticorps* chargés de s'attaquer aux microbes pour les détruire, rendant ainsi possible l'action cellulaire, dont les phases préparatoires (chimiotaxie, hyperleucocytose) précèdent la *Phagocytose* (englobement protoplasmique, puis destruction cellulaire) des microbes.

De leur destruction naîtront de nouvelles substances protectrices et le même phénomène se reproduisant, l'organisme sortira vainqueur de la lutte.

Le malade, une fois guéri, sera immunisé : il sera à l'abri d'une nouvelle atteinte pour un certain temps, le temps que son sérum conservera les propriétés qu'il a acquises peu à peu, par immunisation active, au cours de la maladie et qui, insuffisantes, auraient laissé l'infection s'étendre et amener la mort.

Donc, au cours d'une maladie infectieuse comme la Fièvre typhoïde, nous essayerons de provoquer ou de hâter la guérison, soit en fournissant à l'organisme les anticorps nécessaires au moyen de sérum provenant d'un animal inoculé — ce sera la sérothérapie — soit en provoquant chez le malade lui-même la formation d'anticorps par l'injection d'un antigène tué ou atténué dans sa vitalité, ne pouvant déterminer la maladie, mais capable de déclencher les réactions de défense : ce sera la vaccinothérapie — ou comme l'a dit heureusement Ardin-Delteil : l'antigénothérapie.

Mais, remarquera-t-on aussitôt, le sérum antityphique nous paraît être une arme excellente : il apporte des anticorps prêts à entrer en lutte avec les bacilles; bactéricide puissant, il va détruire *en bloc* une énorme quantité de germes, réalisant ainsi une immunité précoce sans demander à l'organisme un effort réactionnel qu'il serait peut-être incapable de fournir.

Certes, mais on peut craindre que la rapidité de son action constitue un véritable danger, la destruction microbienne massive venant verser dans la circulation une énorme quantité de poisons. En outre, l'immunité « passive » qu'il confère est de très courte durée.

Par la vaccinothérapie, au contraire, à un moment où le malade a une tendance naturelle à réaliser une immunité active durable, sans y réussir pourtant, les forces de l'infection étant supérieures à celles de la défense, nous allons, voyant comment agit la « vix medicatrix naturæ » l'aider dans ses moyens « quo natura vergit, eo ducendum ! »

Sans doute cette immunité que le typhique doit réaliser « à ses frais » si nous osons dire, ne s'obtient pas immédiatement.

Il y a même au début un fléchissement momentané, dû à ce que l'antigène injecté fixe les anticorps qui, présents à ce moment dans l'organisme, étaient chargés de sa défense; cette période critique, de courte durée, — et dont le mécanisme semble expliquer également les rechutes, — constitue la phase négative; on peut d'ailleurs l'éviter par l'emploi de vaccins sensibilisés; mais de toute façon elle n'a pas l'importance qu'on a voulu lui attribuer, elle n'est en rien un danger, et la destruction au cours de cette phase des microbes injectés va renforcer considérablement le pouvoir défensif du sérum. Ainsi une immunité s'établira bientôt, grandissant au fur et à mesure qu'apparaîtront les anticorps.

Mais objectera-t-on, qui prouve que c'est bien la vaccinothérapie et non la maladie qui les a provoqués ? N'y a-t-il pas là qu'une simple coïncidence ?

Quel est le mécanisme intime de la défense ? Et pourquoi voulez-vous que les quelques centaines de millions ou les quelques milliards de germes que vous injectez, fassent, au point de vue mise en œuvre de moyens défensifs, plus que tous ceux déjà existant.

D'abord, nous savons où prennent naissance les anticorps : expérimentalement, si on injecte du vaccin dans l'oreille d'un lapin, on voit son sang acquérir les propriétés que nous connaissons. Celles-ci tombent rapidement dès qu'on ampute l'oreille. C'est donc bien sur place, sur le lieu même de l'injection, que se forment les corps immunisants : et il ne s'en produit pas une quantité juste suffisante pour détruire nos bacilles du vaccin, il y a une véritable surproduction d'anticorps qui, en grand nombre, vont passer dans la circulation pour s'attaquer aux bacilles vivants. Ensuite, l'hyperleucocytose remplaçant la leucopénie connue de la période d'état, par exaltation de l'activité formatrice des tissus de défense lymphatique, les polynucléaires, nombreux à cette heure, vont pouvoir, (soit par suite de l'apparition des oponines, soit qu'ils aient, selon Ranque et Senez, réalisé une sorte d'entraînement par la phagocytose préalable des bacilles tués ou atténués du vaccin, proie facile) triompher des bacilles vivants.

Enfin, il est vraisemblable que les bacilles vivants du malade, parce qu'ils passent continuellement, mais en quantité relativement faible à la fois dans la circulation d'une part, parce qu'ils sont à chimiotaxie négative s'accompagnant de leucopénie d'autre part, sont impuissants à provoquer une abondante surproduction d'anticorps, alors qu'on y parvient, en introduisant *en bloc*, en un *point limité* de l'organisme une forte dose vaccinale (bacilles morts — chimiotaxie positive, hyperleucocytose).

Cette dose sera renouvelée plusieurs fois, on l'augmentera même, afin de produire des anticorps toujours plus nombreux et des phagocytoses successives et ininterrompues.

Ainsi l'action des vaccins nous semble réelle. Le vaccin nous apparaît non comme un contrepoison, non comme un poison, mais comme un excitant à la défense spécifique de l'organisme.

Est-ce dire que cette défense ne saurait être déclenchée par d'autres moyens? Nous savons que des réactions peuvent être obtenues par l'emploi de métaux colloïdaux ou de peptone, par voie intra-veineuse, ou encore de lait, par voie hypodermique. Disons en passant que l'action de ces trois substances est brutale, incertaine, éphémère, et qu'elles entraînent des phénomènes de choc qui ne sont pas sans danger. Mais les deux dernières nous intéressent, parce qu'elles font naître une nouvelle hypothèse sur le mécanisme de l'action des vaccins : dans la composition chimique fort complexe d'un corps microbien entrent des toxines, des diastases et des protéines : dès lors les vaccins nous apparaissent susceptibles d'agir par protéinothérapie.

Une spécificité absolue est-elle nécessaire? Non. Nous utilisons fréquemment, avec des succès égaux, des stock-vaccins au lieu d'auto-vaccins.

D'autre part, Fiessinger, Ranque et Senez ont montré que des germes très différents (staphylocoques, bacilles typhiques, streptocoques) peuvent avoir des fonctions antigéniques communes à côté d'autres distinctes. Nous n'en pensons pas moins avec ces auteurs «qu'il vaut mieux employer une protéine microbienne et si possible la protéine microbienne qui a envahi le malade: on réunit ainsi à l'action antigénique de groupe, l'action antigénique spécifique ».

4° DEDUCTIONS PRATIQUES GENERALES.

Qui faut-il vacciner? Quand doit-on s'abstenir?

Presque toutes les infections typhiques ou paratyphiques sont justiciables de la vaccinothérapie.

« Elle se recommande particulièrement, dit Bordet, lorsque l'organisme ne semble pas réaliser un effort assez vigoureux de défense et a besoin d'être artificiellement stimulé pour réagir avec l'intensité voulue. »

Faut-il encore que l'organisme soit capable de lutter. Aussi on évitera de traiter par le vaccin les formes hypertoxiques avec myocardite, les débilités, les tuberculeux avancés et ceux auprès desquels on est appelé tardivement.

Pour Sacquépée, l'hémorrhagie intestinale constitue une contre-indication absolue. Netter ne vaccine pas les malades accusant une douleur dans la région vésiculaire, qui pourrait être un début de cholécystite. Alors que l'acidose commande l'abstention, la présence d'une faible quantité de glucose ou d'albumine n'est pas un obstacle au traitement.

Quand faut-il vacciner?

Le plus tôt possible. Destinée à exciter la défense de l'organisme, la vaccinothérapie sera d'autant plus active qu'elle sera plus précoce.

Quelle voie d'introduction choisir?

La voie intra-veineuse ne semble pas présenter d'avantages particuliers. D'une technique relativement délicate chez certains sujets, elle engendre d'une manière brutale les réactions de défense, donnant souvent lieu à des phénomènes alarmants.

La voie buccale aurait donné à *Lumière* et à *Fournier* des résultats satisfaisants.

La voie intestinale a l'inconvénient de nécessiter des doses énormes de vaccin; de plus, son action est lente.

Aussi la méthode des injections hypodermiques nous paraît être la méthode de choix : l'antigène est absorbé rapidement, mais non brutalement. On sait en outre que c'est sur le lieu même de l'injection que les réactions de défense ont leur point de départ; ce qui nous engage, lorsqu'on répétera les injections, à veiller à ne pas piquer exactement le même endroit, dans la crainte de voir les tissus formateurs d'anticorps s'épuiser et leur action cesser.

Quelles doses faut-il injecter?

Les résultats rapportés par tous les auteurs sont également bons, soit qu'ils se soient servis de doses faibles (moins de 100 millions de bacilles) en injection intra-veineuse, ou de doses moyennes ou fortes (de 100 millions à 1 milliard et plus) par voie sous-cutanée.

Il est bien évident qu'on ne peut à coup sûr donner à un typhique la dose initiale qui lui convient exactement, puisqu'on ignore son pouvoir réactionnel à la piqûre. Mais nous pensons qu'il y a intérêt à commencer par des doses moyennes qu'on augmentera régulièrement.

Quand faut-il répéter l'injection?

Dès que les réactions dues à la première piqûre sont tombées, et en l'absence de toute amélioration; on les renouvellera à intervalles réguliers, de manière à apporter à l'organisme qui lutte des excitations successives. Mais on les cessera si manifestement, après plusieurs essais, chez un malade dont l'état va s'aggravant, aucune réaction de défense n'a été esquissée.

5° DU CHOIX D'UN VACCIN.

D'une manière générale, les auto-vaccins sont supérieurs aux autres. Pour les infections typhoïdes, cependant, les avis sont partagés. Quelques auteurs, dont Weill-Hallé, se refusent à les employer. De toute façon, leur préparation est toujours longue, et comme la vaccinothérapie doit être précoce, dans la pratique, on aura recours à un stock-vaccin.

Au point de vue théorique, il peut ne pas paraître indifférent d'utiliser du vaccin mixte T. A. B., ou du vaccin simple correspondant à l'agent infectant.

Si on ne veut pas attendre l'identification, Ranque et Senez pensent « qu'il vaut mieux débuter avec du vaccin antityphoïdique simple (seul bacille d'Eberth), d'abord parce que les infections typhoïdiques sont beaucoup plus fréquentes que les para-typhoïdes; ensuite parce que l'injection de bacilles typhoïdiques provoque, dans l'organisme, des réactions d'immunité de suppléance vis-à-vis des paratyphoïdes, alors que la réciproque n'est pas vraie ». Et « que l'identification obtenue, il est préférable, d'injecter du vaccin antityphique seul dans les injections typhoïdiques, du vaccin antityphoïdique A seul ou antityphoïdique B seul suivant qu'il s'agit d'une paratyphoïde A ou B, ceci afin de ne pas diviser l'action immunigène ».

Mais les associations microbiennes sont fréquentes, et le praticien peut se trouver dans l'impossibilité de faire faire des recherches de laboratoire.

Pour ces deux raisons, nous pensons qu'on peut le plus souvent employer un stock-vaccin polyvalent.

Utilisera-t-on des vaccins constitués par des bacilles vivants ou des vaccins inanimés?

A propos des premiers, Besredka et Metchnikoff écrivent : « Tous les vaccins essayés ont protégé le cobaye, mais aucun n'est susceptible de protéger le chimpanzé contre la Fièvre Typhoïde qu'il contracte par ingestion de virus, sauf les vaccins préparés à l'aide de bacilles vivants.

On a reproché à la méthode d'introduire dans l'organisme des cultures virulentes, question secondaire en cas d'injection curative. Le fait que les bacilles sont préventivement saturés de leur sensibilisatrice permet d'éviter la phase négative. Mais on est autorisé à croire, avec Ranque et Senez, que l'addition de sérum antityphique à une émulsion de corps microbiens est susceptible de les priver d'une partie de leurs toxines, diminuant ainsi leur pouvoir antigénique.

Nous avons noté d'autre part les différences d'action des bacilles vivants et des bacilles tués, remarque encore en faveur de ceux-ci.

Dans le choix d'un vaccin préparé à l'aide de bacilles tués, Besredka rappelle que : « La préférence doit aller à celui dont la préparation fait subir le moins d'altération aux microbes ». Nous savons que ces modifications, facilement décelables au microscope sont la vacuolisation, la fragmentation, la perte de mobilité, enfin, la lyse complète, et parallèlement, des altérations chimiques, de constatation malaisée, mais qui n'en sont certainement pas moins importantes.

Le vaccin doit présenter des garanties absolues de stérilisation : Or, les vaccins à bacilles tués par la chaleur présentent cet inconvénient de n'être chauffés qu'à une température inférieure à 65°, puisqu'au dessus, les cultures deviennent inefficaces. Et on peut se demander si cette température relativement basse fournit des cultures stériles. En outre, des pollutions sont à craindre au cours des différentes manipulations.

Enfin l'addition d'antiseptiques aux émulsions, soit pour assurer leur conservation, soit à titre d'agents chimiques destinés à tuer les bacilles, présente le double inconvénient de rendre l'injection douloureuse et de diminuer la qualité de l'antigène.

En résumé, si l'on s'adresse à des vaccins inanimés — et nous pensons qu'on doive les préférer aux autres — on choisira ceux qui s'imposent par les qualités suivantes :

Pouvoir antigénique intact.

Intégrité morphologique du bacille.

Absence d'antiseptique.

Stérilisation parfaite.

Le vaccin iodé que nous avons utilisé, de par son mode de préparation semble, comme nous allons le voir remplir les conditions exigées.

II. LE VACCIN IODÉ.

1° PREPARATION.

Ranque et Senez, en 1911, ont cherché à «atténuer» les bacilles par l'iode. Leurs recherches ayant montré que le taux limite inférieur nécessaire à annihiler la faculté de reproduction des bacilles est de 0 gr. 0025 pour cent et qu'une dose supérieure à 0 gr. 08 pour cent les déforme, ils se sont arrêtés aux doses moyennes de 0 gr. 02 pour cent pour le bacille d'Eberth et de 0 gr. 03 pour cent pour les Para A et B.

Pour préparer le vaccin, on isole les bacilles par hémoculture, on ensemence avec une culture récente des boîtes de Roux à la gélose qu'on laisse 24 heures à l'étuve à 37°. Puis on fait dans l'eau physiologique une émulsion bactérienne-mère, qu'on recueille dans un récipient gradué, après l'avoir débarrassée par filtration sur coton stérilisé de tout grumeau ou fragment de gélose. L'examen d'une petite quantité à l'hématimètre permet de déterminer le nombre de bacilles par centimètre cube, et un calcul simple fournit la quantité d'eau physiologique à ajouter à l'émulsion-mère pour obtenir un milliard de germes par centimètre cube.

Ceci fait, à chaque émulsion on ajoute la solution iodo-iodurée de Gram (Iode 2 gr., K I 4 gr., eau distillée 100 gr.) dans les proportions indiquées plus haut.

Après agitation, on laisse en contact trente minutes, puis on *élimine l'antiseptique* en ajoutant goutte à goutte une solution d'hyposulfite de soude à 5 % stérile.

La mise en ampoules (qui se fait dans un autoclave permettant de les stériliser, de les remplir aseptiquement à froid et de les obturer), comme d'ailleurs tous les temps précédents de la préparation, est faite par une série de dispositifs automatiques.

Les ampoules contiennent par centimètre cube:

500 millions de bacilles d'Eberth;
250 millions de Para A;
250 millions de Para B.

2° TECHNIQUE VACCINALE.

Prenons comme type une fièvre typhoïde, au premier ou au deuxième septenaire, chez un adulte (homme ou femme).

On fera une première injection de 1/2 cc. de vaccin iodé dans la région sous-claviculaire : l'injection sera faite lentement, en plein tissu cellulaire, la peau ayant été préalablement touchée à la teinture d'iode, puis décolorée à l'alcool, ceci afin d'apercevoir la réaction locale qui manque rarement : c'est à ce niveau qu'elle est la moins douloureuse : tout au plus les malades particulièrement sensibles et les enfants accusent-ils un léger endolorissement ; par contre, pratiquée à l'abdomen ou dans la région deltoïdienne, elle rendrait le palper difficile ou le décubitus dorsal pénible.

Si plusieurs injections sont nécessaires, la piqûre suivante sera faite du côté opposé, la troisième du même côté que la première, et ainsi de suite, mais en ayant soin de ne pas piquer exactement au même point.

Ainsi, après cette première injection « d'essai » de 1/2 cc. on prendra la température toutes les trois heures.

Si, 24 heures plus tard, aucune rougeur n'est apparue autour de la piqûre, on injectera une dose plus forte, 3/4 de centimètre cube par exemple. Si, 48 heures après cette deuxième piqûre, aucune réaction ne se produit, on injectera 1 cc. pour l'obtenir.

Disons tout de suite qu'il est exceptionnel de ne pas constater de réaction locale : plus ou moins nette, nous l'avons observée dans tous les cas, le lendemain de la première piqûre : nous croyons que les auteurs qui en ont signalé l'absence fréquente ont employé des doses initiales trop faibles ou ont appliqué cette méthode à des maladies autres que la fièvre typhoïde. Si, le lendemain de la première piqûre, la réaction locale étant apparue, la température n'a pas baissé ou est légèrement inférieure à ce qu'elle était la veille, il faut attendre : la défervescence peut se produire tant que la rougeur persiste ; la baisse de la température peut avoir lieu soit le lendemain par chute brusque, soit en lysis dans les jours suivants : une seule piqûre aura suffi.

Si la défervescence ne se produit pas, on fera, 48 heures après la première piqûre, une nouvelle injection, en portant la dose à 1 cc. S'il est nécessaire, d'autres de 1 1/2 puis 2 cc. (dose que nous considérons comme ne devant pas être dépassée) seront pratiquées à deux ou trois jours d'intervailles, jusqu'à la défervescence. Celle-ci, qui s'obtient, parfois après la première injection, comme nous l'avons vu, nécessite généralement, pour se produire, deux injections, moins souvent trois ou plus. Si, après quelques jours d'apyrexie, ou simplement de baisse notable de température, la courbe fait une ascension rapide, on fera une nouvelle injection de vaccin, plus forte, qui amènera une chute de température définitive.

Si maintenant, après l'injection d'essai (1/2 cc.), la réaction locale s'accompagne, après 24 heures, d'une élévation de température, on fera 1 cc. de vaccin, et si la température, après 48 heures, est encore plus élevée, il faudra considérer le cas comme défavorable et cesser le traitement.

Nous avons schématisé les différentes indications dans le tableau suivant qui rassemble les cas devant lesquels le praticien peut se trouver en présence : ce n'est, nous le répétons, qu'un schéma : s'il peut être de quelque utilité pour le vaccinothérapeute, il ne saurait toutefois remplacer l'observation clinique qui, comme le rappelle Gauchery à ce propos, « est et demeure le meilleur guide pour le véritable médecin ».

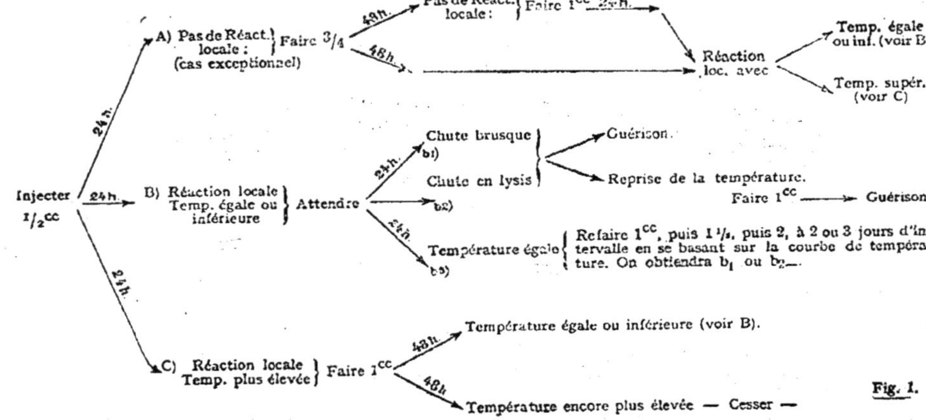

Injecter
1/2cc
24 h.
A) Pas de Réact. locale : (cas exceptionnel)
Faire 3/4
48 h.
Pas de Réact. locale :
Faire 1cc 24 h.
48 h.
Réaction loc. avec
Temp. égale ou inf. (voir B
Temp. supér. (voir C)
24 h.
B) Réaction locale Temp. égale ou inférieure
Attendre
24 h.
Chute brusque
b1)
Chute en lysis
Guérison.
Reprise de la température.
Faire 1cc
Guérison.
b2)
24 h.
Température égale
b3)
Refaire 1cc, puis 1 1/2, puis 2, à 2 ou 3 jours d'intervalle en se basant sur la courbe de température. On obtiendra b1 ou b2.
24 h.
C) Réaction locale Temp. plus élevée
Faire 1cc
48 h.
Température égale ou inférieure (voir B).
48 h
Température encore plus élevée — Cesser —

Fig. 1.

3° REACTIONS VACCINALES.

Dans la plupart des cas il se produit, le lendemain de la piqûre, une réaction *locale* de rougeur : c'est une petite plaque rouge, œdémateuse et douloureuse à la pression, de la grandeur d'une pièce de un franc, ordinairement, mais pouvant atteindre les dimensions d'une pièce de cinq francs et plus. Elle persiste de 24 à 48 heures. C'est un signe favorable, et elle s'accompagne presque toujours d'une chute de la température.

Quelques heures (3 à 8) après l'injection de vaccin, on constate le plus souvent une réaction fébrile nette, de courte durée, au cours de laquelle la température s'élève de 1 à 1 degré 1/2 et peut, dans certains cas, atteindre ou dépasser 41. Tout comme la réaction locale, cette réaction générale est de bon augure. Souvent la réaction de défervescence consécutive se fait soit brusquement le lendemain, soit en lysis dans les jours qui suivent ; il faut parfois plusieurs piqûres pour l'obtenir.

Immédiatement après l'injection, la leucopénie du typhoïsant fait place à une hyperleucocytose, le nombre des leucocytes passant de 2 à 3000 par millimètre cube à 20, 30 et même 40 000.

La tension artérielle, parfois non modifiée, rarement accrue, subit le plus souvent un abaissement sans phénomènes alarmants.

Les taches rosées ne sont pas influencées. Les signes fournis par la palpation de l'abdomen restent les mêmes.

L'influence sur les complications pulmonaires, quand elles existent, est nettement favorable. Nous n'avons pas observé de réactions spléniques vaccinales.

La période de défervescence est fréquemment accompagnée d'une crise urinaire.

4° REMARQUES SUR L'EMPLOI DU VACCIN IODE.

L'injection n'est pas douloureuse.

Les indications et contre-indications sont dans l'ensemble celles de tous les vaccins.

Signalons que l'atoxicité du vaccin et la bénignité des réactions vaccinales (car pour marquées qu'elles puissent parfois se montrer, elles ne sont jamais dangereuses et nullement alarmantes) nous ont engagé maintes fois, afin d'instituer un traitement aussi précoce que possible, à procéder de la manière suivante: En présence d'une infection typhique cliniquement établie, nous avons recueilli du sang par ponction veineuse et, sans attendre que les recherches de laboratoires viennent confirmer notre diagnostic, nous avons pratiqué la première injection. Le malade ne court aucun risque en cas d'erreur de diagnostic et a tout à gagner à cette vaccinothérapie précoce, si la recherche de l'agglutination ou l'hémoculture sont positives. Signalons aussi que la gravidité n'est pas une contre-indication. Trois de nos malades, enceintes de 3 mois 1/2, 5 mois 1/2 et 6 mois ont vu leur grossesse continuer et ont accouché à terme d'enfants vivants et normaux.

L'apparition ou la présence des règles n'est pas une contre-indication.

Nous n'avons pas eu l'occasion de soigner de fièvre typhoïde chez des vieillards; mais nous pensons qu'on peut les traiter par la vaccinothérapie, avec précaution toutefois et sans espérer autant de succès que chez les enfants, même tout jeunes, où elle donne des résultats des plus nets, vraisemblablement dus à ce que leur organisme neuf peut répondre avec une intensité extrême à la moindre excitation. Pour ces derniers, il convient de réduire les doses: l'injection d'essai sera de 1/3 ou 1/4 de centimètre cube; on augmentera prudemment et on ne dépassera pas un centimètre cube.

* * *

III.

LES APPLICATIONS DE GLACE ET LES LAVEMENTS FROIDS.

Pour abaisser la température au cours de la fièvre typhoïde, on a eu recours à des médications internes et à des moyens externes.

Or, un typhique a intérêt à prendre le moins de médicaments possible; il arrive parfois que les « antipyrétiques » fatiguent et irritent l'estomac, provoquant des vomissements (pyramidon) ou de l'hypothermie grave avec collapsus même à petites doses (cryogénine), diminuent par retentissement sur le cœur et sur le rein l'élimination de produits toxiques (antipyrine, acide salicylique, salicylate de soude, acide benzoïque) ou bien agissent, non comme tels, mais comme toniques (quinine). Enfin, l'abaissement artificiel de la température après leur injection est extrêmement fugace. On peut dire que, dans son ensemble, la courbe de température n'est pas influencée, ni la période fébrile raccourcie.

A ce sujet, notre maître, le Dr Paul Blum, écrivait en 1920: «(Parmi mes typhiques), j'ai choisi trois groupes de cinq malades qui, arrivés à la même période de leur maladie, présentaient une allure clinique aussi rapprochée que possible. J'ai observé ces malades pendant 10 jours, en prenant la température 4 fois dans la journée, à 8 heures, 12 heures, 16 heures et 20 heures. *Cinq* malades ont reçu pendant 10 jours, à 8 h. et à 13 heures, un cachet composé de 0,65 gr. d'antipyrine, 0,10 gr. de pyramidon et 0,25 gr. de sulfate de quinine. *Cinq* autres ont été traités sans antithermiques. Les *cinq derniers* ont absorbé journellement quatre de ces cachets, à 8 heures, 13 heures, 18 heures et 23 heures; mais, dès le 2e ou 3e jour, j'ai dû interrompre cette cure antithermique à cause des réactions pénibles présentées par ces malades. Pour chacun des deux premiers groupes, j'ai fait le total des températures obtenues pendant 10 jours chez chaque malade à raison de 4 prises quotidiennes de température. J'ai additionné les résultats obtenus pour chacun de ces cinq malades. Et, en faisant ce total, j'obtenais ainsi la somme des températures faites en 10 jours pour les 5 malades en observation, c'est-à-dire le résultat de 200 prises de température. En divisant ce total par 200, j'ai eu la température moyenne de l'évolution thermique... Or, il est arrivé... que les malades qui avaient pris des antithermiques ont fait une température moyenne de 38,4°, alors que les autres n'ont pas dépassé 38,6°... »; et il concluait: « Dangereux à haute dose... les antipyrétiques employés à des doses moyennes restent sans effet sur la fièvre ».

Les moyens externes comprennent un certain nombre de méthodes hydrothérapiques, en premier lieu la balnéation froide: La méthode de Brand, qui possède une action thérapeutique très efficace et très réelle, est néanmoins pénible pour le malade; elle lui impose un effort continuel. Tout repos prolongé lui est interdit, et qu'elle soit ou non responsable de certaines complications, comme ses adversaires le prétendent, elle exige, outre la présence presque obligatoire du médecin dans les cas graves, un personnel nombreux, entraîné et dévoué. Possible — et aux prix de quels efforts! dans un service hospitalier — elle devient souvent d'une application difficile, pour ne pas dire irréalisable, en ville et à la campagne.

D'autres moyens, plus doux, ont également été employés: les lotions, vulgarisées par Jaccoud, les affusions, préconisées par Currie et employées en France par Récamier, Chomel, Trousseau, Guéneau de Mussy, puis les enveloppements humides.

Toutes ces méthodes, qui comportent certaines contre-indications, permettent d'obtenir un abaissement thermique d'importance variable, mais passager, discontinu.

Parallèlement à MM. Flandin et Lamperrière dans le service du Dr Chauffard, nous avons réalisé la réfrigération permanente (préconisée par Riegel) au moyen d'une large vessie de glace sur l'abdomen. « Cette thérapeutique, disent-ils, qui, au point de vue général, produit des effets hypothermisants équivalent à ceux de la balnéation, est, au point de vue intestinal, logique: on traite par la glace l'inflammation d'un segment borgne de l'intestin, comme l'appendice, on traite par la glace un typhique qui a eu des hémorrhagies intestinales. Pourquoi n'aurait-on pas des succès analogues à la période d'état d'une affection qui lèse presque tout l'intestin grêle? »

Cette méthode n'a pas de contre-indication; sous son influence la diarrhée diminue, parfois même disparaît, et aucun de nos malades n'a eu des complications intestinales.

Les lavements ont été préconisés par Foltz, de Lyon, en 1875: il proposait d'administrer toutes les deux ou quatre heures un litre d'eau froide à 10-15 °. Nous avons utilisé l'entéroclyse, donnant sans pression et aussi lentement que possible un litre d'eau bouillie froide à 18 ° ou 20 °, que nous avons renouvelé une fois et plus dans les formes hyperthermiques. Les lavements calment la sensation de soif, sont diurétiques, évacuent l'intestin et peuvent servir au besoin de véhicule à des agents médicamenteux (adrénaline par exemple).

En résumé, voici le traitement de la fièvre typhoïde tel qu'il a été appliqué depuis plus de trois ans à l'Hôtel Dieu de Blois:

a) Glace sur le ventre en permanence;

b) Lavements froids (un ou deux litres par jour);

c) Vaccinothérapie (vaccin iodé).

* * *

IV. RÉSULTATS.

Le traitement de la fièvre typhoïde par les applications de glace, les lavements froids et le vaccin iodé est-il une méthode favorable ?

Diminue-t-il la mortalité? les rechutes et les complications sont-elles moins nombreuses? La durée de la maladie est-elle raccourcie ?

Au début de notre première année d'internat, nous avions songé à diviser nos typhiques en 2 groupes de malades dont les uns auraient été traités par les moyens habituels, les autres par la méthode qui fait l'objet de ce travail.

La comparaison des résultats eût été plus probante, mais le Dr Marmasse avait dans la vaccinothérapie une telle confiance (que nous avons partagée par la suite) que nous n'avons pas cru pouvoir priver des « témoins » des bénéfices de la méthode.

Nous prendrons donc comme point de comparaison les données des statistiques: sans doute, il est difficile d'exprimer par un chiffre exact la fréquence absolue de la terminaison mortelle, ou des complications, ou des rechutes dans une maladie dont des facteurs multiples, sociaux, climatiques et individuels entre autres, viennent influencer la marche; malgré leur apparence, les chiffres fournis par les statistiques ne peuvent pas prétendre à une précision mathématique; néanmoins, portant sur un grand nombre de cas, ils nous donnent des « moyennes » qui ne sont pas sans valeur.

La mortalité, pour la fièvre typhoïde traitée par les méthodes habituelles, était évaluée à 15,82 % par Murchinson, relevant les observations du London Fever Hospital, pour une période de 33 ans. En Allemagne, Griesinger, réunissant les statistiques hospitalières, donne comme chiffres 18 à 19 % avec des écarts de 13 à 24 %. En Amérique, Walters indique 12 à 20 %. En France, Jaccoud, relevant 64 000 cas, donne 19,74 %, Chomel, à Paris, 22 %, Merklen (statistique parisienne de 1866 à 1894), 14 à 24 %, Chantemesse (Hôpitaux de Paris d'avril 1901 à octobre 1904) 18 %. Brand, puis Glénard, par la balnéothérapie, l'abaissent à 9 %.

Les chiffres sont plus faibles pour les infections paratyphiques, surtout pour le paratyphus A. Merklen et Trotain ont 15 décès sur 446 cas (3 %) : 10 sur 90 para B, 5 sur 356 para A. Boidin a une mortalité de 6 % pour les para B et 1,4 % seulement pour les para A. Carles a une mortalité globale de 4,70 % ; Rathery, Vanstenberghe, Ambard et Michel 6,79 %.

Les rechutes s'observent dans 5 à 10 % des cas ; la proportion semble être plus élevée pour les affections paratyphiques que pour les typhoïdes.

Les complications peuvent porter sur tous les appareils, tous les tissus ; ce sont les complications intestinales qui sont les plus importantes et, entre elles, l'hémorrhagie, dont la fréquence oscille autour de 5 %, et la perforation qui se rencontre dans 2 ou 3 % des cas. Dans les infections paratyphoïdes, cette dernière constitue une rareté, alors que l'hémorrhagie est plus fréquente (8 %) que dans la dothiénentérie.

La durée de la fièvre typhoïde normale, d'après les classiques, est de 3 septénaires, correspondant, le premier à la période d'invasion, le second à la période d'état, le troisième à la période terminale ; en réalité, si la première et la dernière période de la maladie ont une durée relativement fixe et voisine de 7 jours, la période d'état a une durée beaucoup plus variable : il n'est pas rare de voir le stade des oscillations stationnaires et le syndrome typhoïde durer quinze jours, vingt jours et même, dans les formées prolongées, plusieurs semaines. Quant aux formes abortives, elles se rencontreraient dans 17 % des cas, d'après Letulle.

Les moyennes indiquées par les auteurs sont de 24 jours (Murchinson), 28 (Gauchery), 33 (Jewet), 29 (Wetters).

Pour le paratyphus, où les formes atténuées ou écourtées ne durent guère qu'une douzaine de jours et parfois moins encore, contre 3 et 4 mois pour les formes sévères plus rares, mais dont Carles, Netter et Ribadeau-Dumas rapportent des observations, Coyon et Rivet indiquent une durée de 3 à 5 semaines, et, d'après ces auteurs, le stade amphibole serait plus fréquent et plus prolongé que dans la fièvre typhoïde.

Quels sont d'autre part les résultats obtenus par la vaccinothérapie ?

La mortalité est nettement abaissée, sauf toutefois pour Lyon qui, de 1903 à 1913, perd 21 malades sur 180 (soit 12%) ; de Massary, qui utilise la réfrigération par la glace associée à la vaccinothérapie soigne 46 malades et a 3 décès (soit 6,52%). Sacquépée, Netter, Smallman,

Josué voient leur mortalité atteindre 7 %. Courmont et Rochaix 5 % seulement, Meakings, Forster, Vincent n'ont que 2,4 à 2,7 % de décès, Gauchery 4 %. Rathery, en 1916, traite 147 paratyphoïdes par la vaccinothérapie avec 5 décés (soit 3,4 %), alors que, sur 972 cas traités différemment, 57 se terminent par la mort (soit 7,78 %).

Petrovitch, la même année, totalise 2270 cas avec une mortalité inférieure à 3 %; une autre série de 460 malades lui donne 15 morts, soit 2,9 %, alors que, sur 220 témoins, il en meurt 26 (13 %). Pruvost, dans sa thèse, rapporte 32 observations de vaccinothérapie chez des enfants avec 1 mort (3 %).

Avec le vaccin iodé, Nunez, de Montevideo, obtient 16 guérisons pour 16 malades traités dans le 1er septénaire, mais en perd 2 sur les 4 qu'il ne commença à vacciner qu'après le 30e jour de la maladie.

Ranque et Senez, en 1917, publient 118 cas traités par le vaccin iodé, avec 6 morts, soit 5 %. Thibaut rapporte dans sa thèse 18 cas soignés par la même méthode avec 1 mort (soit 5,50 %).

Notre ami Barcelot, interne des hôpitaux d'Orléans, a bien voulu nous communiquer la statistique concernant les typhiques et paratyphiques traités à l'Hôtel Dieu de cette ville au cours de ces trois dernières années.

En 1920 et 1921, sur 54 malades traités par les bains froids, la glace et les lavements froids, il en meurt 18 (dont 4 traités en plus du traitement classique, par le bactériophage), soit une mortalité de 33 %, chiffre très élevé; mais il semble que l'épidémie ait été particulièrement grave, les formes ataxo-adynamiques avec réaction méningée s'étant souvent rencontrées. En outre, 6 des cas ayant eu une issue fatale, concernent des personnes âgées de plus de 55 ans.

Quoi qu'il en soit, sans vouloir faire dire aux chiffres plus qu'ils ne peuvent — il n'y a peut-être là qu'un simple hasard — lui ayant communiqué les observations du service, il traite en 1922, par le vaccin iodé, 8 malades qui guérissent.

La rareté des *rechutes* est signalée par plusieurs auteurs, mais leur présence a été quelquefois observée. Gauchery rapporte 1286 cas avec 91 rechutes, ou 7,07 %.

Quant aux complications, le même auteur rencontre 54 fois l'hémorrhagie intestinale sur 718 cas, ce qui fait un pourcentage de 7,52. La perforation n'est signalée que 6 fois dans les observations de 51 auteurs.

La *durée* de la période fébrile est diminuée.

Sacquépée et Wilson rapportent une moyenne de 14 à 15 jours. Thiroloix, Richardson 18, Chantemesse 21.

Netter voit l'apyrexie survenir au bout de 14 jours chez ses malades traités par la vaccinothérapie au lieu de 21 chez les témoins. Watters 20 jours au lieu de 30. Hortz et Gauchery 21 au lieu de 27. Ardin Delteil 26 au lieu de 32, avec des moyennes de 19, 23 et 34 jours suivant que le malades ont été traités avant le 5e jour, entre le 5e et le 10e ou après le 10e jour.

Meakings et Forster voient la période fébrile raccourcie de 9 jours, Gray de 7.

Pour Ranque et Senez, la moyenne de la période fébrile a été de 19 jours pour 110 cas; le détail de leur statistique indique: 16 jours pour les 46 cas où le vaccin iodé fut injecté dans le 1er septénaire, 21 jours pour les 45 cas traités entre le 7 et le 15e jour et 23 jours pour les cas où le traitement ne fut institué qu'après le 15e jour.

Nos résultats personnels sont les suivants:

Sur 42 malades, nous avons eu 1 décès: 2,5 % (vaccinothérapie instituée tardivement).

Nous avons observé 3 rechutes, peu graves d'ailleurs, qui se traduisèrent seulement par une courte reprise du tracé fébrile.

Aucun de nos 41 malades n'a eu de complications, sauf une femme qui fit une méningite dont l'origine typhique ne peut être affirmée.

Le total général des jours de maladie, comptés du début de l'invasion au retour à la température normale, a été de 832 jours, soit une moyenne générale de 20 jours.

Le détail nous montre que:

Pour 15 cas (8 T; 2 T+B; 6 B) où le traitement par le vaccin iodé fut commencé dans le 1er septénaire, le total a été de 241 jours, soit 15 en moyenne.

Pour 22 cas (13 T; 5 T+B; 3 B; 1 A), où le traitement ne fut institué que pendant le 2e septénaire, le total a été de 457 jours, soit 21 en moyenne.

Pour 3 cas, où on ne put injecter du vaccin qu'après le 15e jour, le total a été de 134 jours, soit 44 en moyenne. C'est également dans un cas de vaccinothérapie tardive que nous avons eu un décès à enregistrer.

Sur ces 41 cas, où la température fut prise régulièrement jusqu'à guérison complète, la défervescence à 37° a été obtenue:

du 7e au 14e jour dans 9 cas, soit 22 %;
du 15e au 21e jour dans 19 cas, soit 47 %;
après le 21e jour dans 13 cas, soit 31 %.

Dans 7 cas une seule piqûre a suffi. Deux ont été nécessaires dans 18 cas; il en a fallu 3 dans 10 cas, 4 dans 4 cas, 5 dans 2 cas.

Nous avons traité 14 enfants de 4 à 13 ans qui ont guéri.

Trois de nos malades, en état de grossesse, ont guéri sans accidents d'aucune sorte.

D'une manière générale:

Les fièvres typhoïdes ou paratyphoïdes graves ont évolué comme des formes bénignes.

Dans maintes cas, la maladie a tourné court. Nous avons vu plusieurs fois les taches rosées faire leur apparition, alors que la température était redescendue à la normale.

Il y a une diminution de la gravité des symptômes: on observe une heureuse modification de l'habitus général du malade. L'état typhoïde si spécial fait place rapidement à une sensation de bien-être marquée; les troubles nerveux des ataxo-adynamiques délirants disparaissent brusquement. Le pouls de l'asthénique devient plus ample et mieux frappé. Les taux des urines augmente rapidement: peut-être n'est-ce qu'une conséquence indirecte de la vaccinothérapie: le malade allant mieux peut prendre davantage de liquide.

Toutes ces modifications heureuses traduisent un véritable réveil de l'organisme. Et la prompte entrée des malades en convalescence permet une reprise de l'alimentation et un lever précoces.

En fin de ce chapitre, nous inscrirons un résultat important obtenu par la vaccinothérapie et qui a fait l'objet d'une communication de Ranque, Senez, Chevrel et Gruat; ces auteurs ont recherché la bactériurie en utilisant la technique qu'ils ont décrite sous le nom de « Autouroculture »: les urines du typhoïsant additionnées de X à XV gouttes d'une solution à 1/200 de vert malachite sont mises directement à l'étuve. La bactériurie recherchée par l'ensemencement de l'urine en milieu bouillon pourrait, dans les mêmes conditions, donner d'autres résultats: le milieu « urine » n'est pas un milieu inerte et doit contenir des anticorps.

Par leur procédé, ces auteurs ont constaté que la bactériurie, dont la durée moyenne est de 15 jours chez les malades non soumis au traitement bactériothérapique, ne se prolonge pas au delà de 5 jours en moyenne chez les typhiques traités par le vaccin iodé.

Ces constatations sont importantes au point de vue de la prophylaxie: le malade demeure moins longtemps dangereux en tant que « semeur de germes ».

* * *

OBSERVATIONS.

De janvier 1920 à mars 1923, 45 malades ont été traités pour Fièvre Typhoïde dans le service.

Trois d'entre eux, non traités par la vaccinothérapie, ne figurent pas dans nos observations; ce sont :

1° Mme Ber... hospitalisée le 1er août 1921 pour méningo-typhus avec ataxie hyperthermie et qui se précipita par une fenêtre en présence du personnel impuissant à la maîtriser.

2° Mlle Du... Lucienne, 17 ans, admise le 26 août 1921 pour forme légère, et qui fit une hémorrhagie intestinale peu grave, mais retardant la guérison.

3° M. Dar... Gervais, 47 ans, soigné en ville depuis trois semaines par les méthodes classiques, admis le 1er octobre 1921 en pleine hémorrhagie intestinale, n'autorisant pas la vaccinothérapie, et qui mourut le 11 octobre.

Tous nos autres malades (42) — et dans chaque cas nous avons demandé au laboratoire la confirmation de notre diagnostic — ont été traités par :

L'application permanente d'une vessie de glace sur l'abdomen.

L'administration quotidienne d'un ou de plusieurs lavements froids.

Des injections de vaccin iodé mixte.

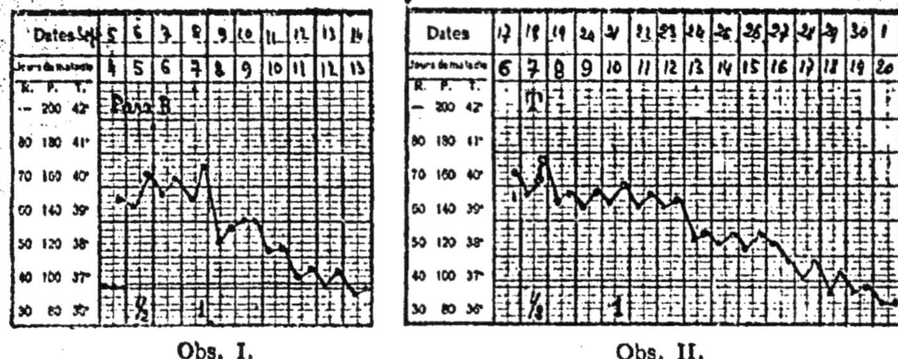

Obs. I. Obs. II.

Observ. I. (Due à l'obligeance du Dr Marmasse).

Paratyphoïde B traitée par deux injections de vaccin iodé. Guérison.

Sept. 1920. Arn... Edgard, 17 ans.

Le jeune Arn... Edgard, entre le 5 septembre, malade depuis 4 jours. Céphalée, langue sale, ventre souple, rate perceptible, pas de taches rosées, diarrhée. Rien dans les urines. Séro-diagnostic positif au 1/80 avec le para B.

Traitement : glace sur le ventre, un lavement froid par jour.

Le 6, injection de ½ cc. de vaccin iodé. Vives réactions vaccinales, non suivies de défervescence, qui ne se produit qu'après une nouvelle injection (1 cc.) faite le 8. Chute en lysis. Apyrexie le 14. Le malade commence à s'alimenter le 20, à se lever le 26 et quitte le service le 9 octobre.

Obs. II. (Due à l'obligeance du Dr Marmasse).

Fièvre typhoïde grave traitée par 2 injections de vaccin iodé. Guérison.

II. Mai 1920. Du... Aug., 31 ans.

La nommée Du... Augustine, âgée de 31 ans, entre à la salle Ste-Marie le 17 mai 1920, avec le diagnostic de fièvre typhoïde, qu'un séro-diagnostic vient confirmer.

Etat typhoïde marqué. Le malade répond à peine aux questions. Langue sale, regard éteint, céphalée, urines rares non albumineuses, cœur et poumons sans particularité. Pouls 100. T = 40° 3.

Grosse rate, dépassant de 3 travers de doigt le rebord costal. Diarrhée abondante.

Traitement habituel. Potion de Tood, 90 cc. par jour.

Le 18, injection de ½ cc. de vaccin. Vives réactions locale et générale. Le 21, la température restant aux environs de 40°, on fait une injection de 1 cc.

Le lendemain, la température est sensiblement la même, mais la rougeur locale persistant, on attend. Le 25, la courbe s'infléchit brusquement, et la chute se fait en quelques jours en lysis. Les urines augmentent. La langue se nettoie. La diarrhée a fait place à la constipation. Les symptômes s'amendent rapidement, l'apyrexie est obtenue définitivement le 30. La malade sort le 10 juin.

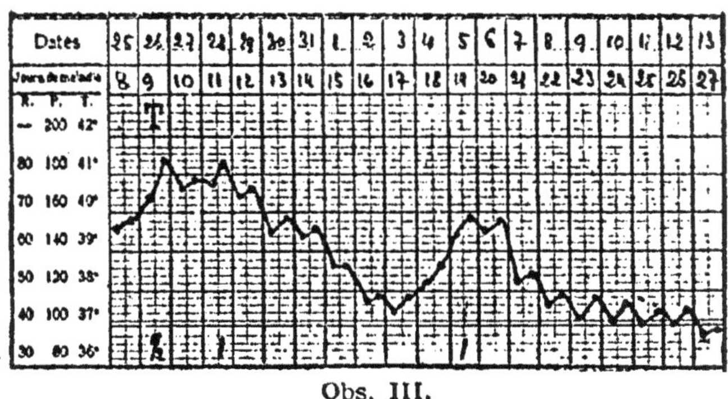

Obs. III.

Obs. III. (Due à l'obligeance du Dr Marmasse).

Typhoïde grave, traitée par 3 injections de vaccin iodé. Guérison.

Mlle Jon... Odette, 16 ans, entre à la salle Ste-Marie le 25 janvier 1920 avec une fièvre typhoïde dont le début remonte à 8 jours. Stupeur, céphalée, langue rôtie, ventre ballonné, taches rosées. Rate non perceptible. Diarrhée. Ni albumine, ni glucose dans les urines. A l'auscultation : signes de bronchite.

Séro-diagnostic positif au 1/50e pour l'Eberth.

Traitement : Glace sur le ventre. Deux lavements froids par jour; le 9 on fait ½ cc. de vaccin. Réaction locale nette. La température monte à 41° 3, baisse un peu le lendemain, mais reste, ainsi que le surlendemain, voisine de 41°. On fait alors 1 cc. de vaccin. Chute de température le lendemain qui s'accentue les jours suivants.

Le 18, reprise de la courbe fébrile.

Le 19, injection de 1 cc. de vaccin.

La défervescence se produit dans les jours qui suivent.

Les urines sont abondantes, l'état général s'améliore.

On supprime la glace, mais on continue quelques jours encore les lavements froids.

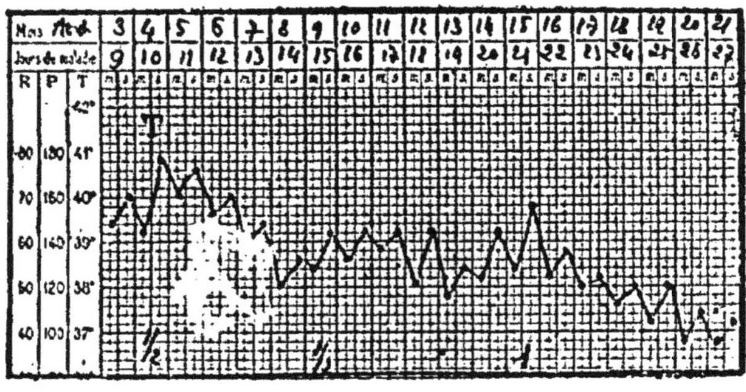

Obs. IV.

Obs. IV. (Due à l'oblig. du Dr Marmasse).

Typhoïde moyenne traitée par 3 injections de vaccin. Guérison.

IV. Mass... Jeanne, 40 ans.

Madame Mass... Jeanne, 40 ans, malade depuis 8 jours, entre le 3 août avec le diagnostic de fièvre typhoïde que le séro-diagnostic vient confirmer.

A l'entrée, constipation, urines légèrement albumineuses. Taches rosées discrètes. Grosse rate. Foie débordant de 2 travers de doigt les fausses côtes. Ventre sensible et ballonné. Céphalée. Pouls 100, *dicrote.*

Glace, lavement. Vaccin : ½ cc. le 10e jour de la maladie : injection suivie d'une chute en *lysis* de trois jours, puis réascension thermique : le lendemain on fait ½ cc. seulement, la température ne dépassant pas 38° 5. Elle s'élève de quelques *dixièmes* par la suite et après une nouvelle amélioration suivie d'une nouvelle reprise de la courbe fébrile, on fait 1 cc. La réaction à la piqûre est moins marquée que les fois précédentes, néanmoins la chute de la température s'effectue dans les 5 jours qui suivent.

La malade s'alimente le 1er septembre, se lève le 7, et rentre chez elle en auto le 9.

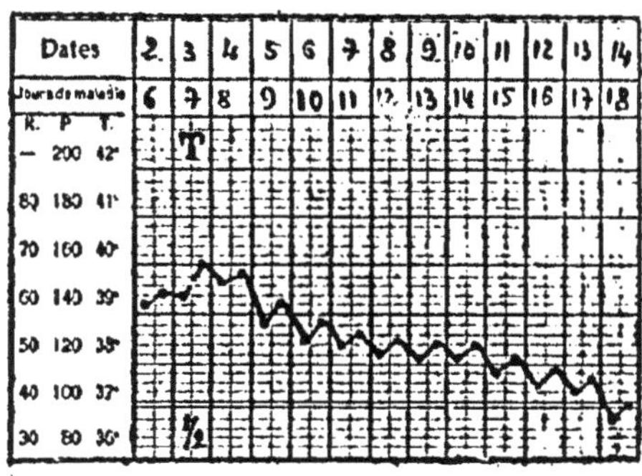

Obs. V.

Obs. V. (Due à l'obligeance du Dr Marmasse).

Fièvre typhoïde légère traitée par une injection de vaccin. Guérison.

V. Sept. 1920. Leg... Isabelle, 11 ans.

Leg... Isabelle, malade depuis 5 jours, entre à la salle Ste-Marie le 2 septembre 1920 pour fièvre.

Enfant fatiguée. Rate grosse. Gargouillement iliaque. Diarrhée 4 selles. Rien dans les urines.

Température 39 à 39° 5.

Le séro-diagnostic est positif (T) au 1/50e. Glace, lavement.

On fait une injection de vaccin iodé de $^{1}/_{2}$ cc.

La rougeur locale persiste 3 jours.

La chute de la température s'effectue en 10 jours; la diarrhée disparait le surlendemain de l'entrée.

Le 5, apparition des taches rosées, qui s'effacent le 9.

La malade entre en convalescence le 14.

Elle quitte l'Hôtel-Dieu le 2 octobre.

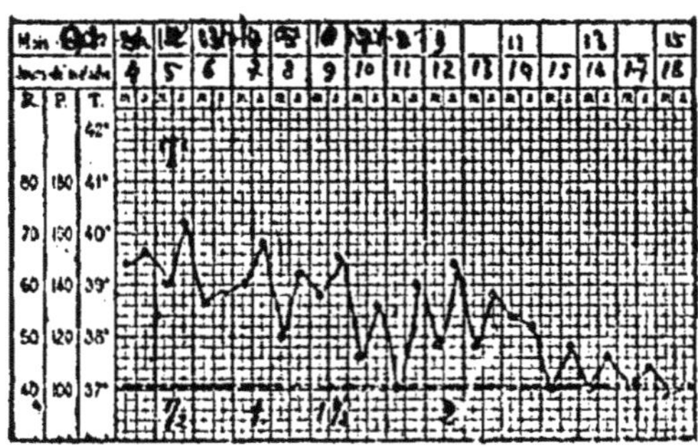

Obs. VI.

Obs. VI. (Personnelle).

Typhoïde grave traitée dans le 1er septénaire. 4 injections de vaccin. Guérison rapide.

Obs. VI. Nav... Aline, 38 ans.

Mlle Nav... Aline, âgée de 38 ans, entre le 1er octobre 1921, étant malade depuis le 28 septembre et ne pouvant se soigner, étant seule.

A l'entrée, la température est à 39° 4, le soir 39° 6.

Femme somnolente, stupeur marquée et subdélire le soir de son arrivée. Langue de perroquet. Lèvres fendillées. Pas de selles. Urines rares très foncées sans albumine. Rate perceptible. Foie augmenté de volume. Ventre ballonné. Pas de taches rosées.

Le séro-diagnostic est positif au 1/30e. L'hémoculture donnera un résultat positif pour l'Eberth.

Glace, lavements. Puis 1/2 cc. de vaccin le 2, injection suivie d'une forte réaction et d'une forte réaction et d'un abaissement de température. *Tuphos* encore plus marqué. Quelques taches rosées apparaissent. Le 4, on fait 1 cc., le 6, 1 1/2, obtenant chaque fois une chute thermique passagère, mais une amélioration nette de l'état général. Le 9, dernière injection de 2 cc. Réaction marquée (frissons, sueurs). La défervescence se produit dans les jours qui suivent, avec amendement parallèle des symptômes.

L'apyrexie est obtenue au 18e jour de la maladie. Et la malade sort le 10 novembre.

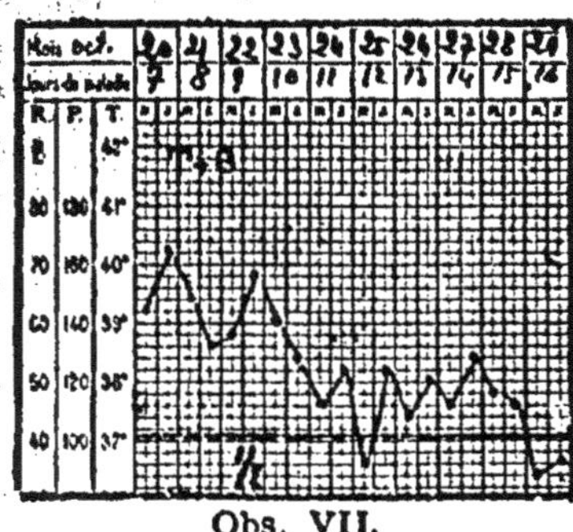

Obs. VII.

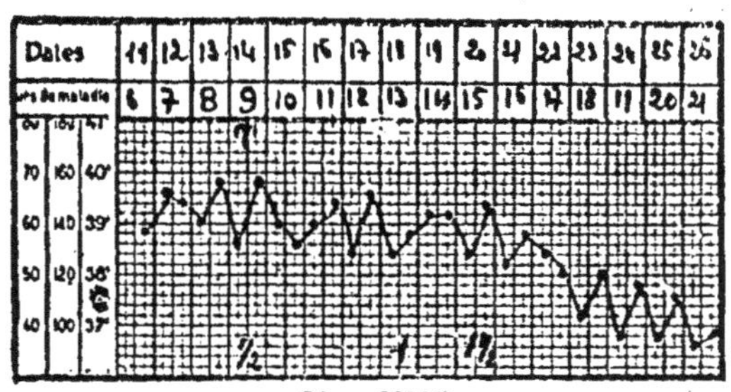

Obs. VIII.

Obs. VII. (Personnelle). *Infection typhique et paratyphique B, d'intensité moyenne, traitée par une injection de vaccin iodé. Guérison rapide.*

VII. Bonn... André, 9 ans.

L'enfant Bonn... André, âgé de 9 ans, interne au Lycée, est entré à l'infirmerie le 13 octobre 1921, pour malaise, lassitude, *anorexie*, constipation. A eu un léger *epistaxis*. Température de 38° 2 à 39.

Le médecin du Lycée nous l'envoie le 20 octobre avec le diagnostic de *Dothiénentérie.*

A l'entrée : T 39° 2 le matin, 40° 1 le soir.

Petit malade immobile dans son lit — *météorisme* abdominal. Taches rosées. Pas de selles. Rien dans les urines. Quelques râles de bronchite disséminés aux deux poumons.

Le séro-diagnostic est positif au 1/100e pour l'Eberth, au 1/40e pour le para B.

Glace sur le ventre. Lavement froid : ½ litre.

Bien que la température ait baissé depuis l'entrée, on fait ½ cc. de vaccin le 22. Le lendemain, chute qui s'accentue le jour suivant. Après quelques oscillations la température tombe au-dessous de 37° le 29 (16e jour de la maladie) et s'y maintient.

Le malade quitte l'hôpital le 12 novembre.

Obs. VIII (Personnelle). *Typhoïde moyenne traitée le 9e jour. Trois piqûres. Guérison.*

VIII. Nov. 1921. Pesch... Marcel, 18 ans.

Marcel Pesch., 18 ans, entre le 11 novembre 1921 à la salle St-Paul pour « Fièvre typhoïde probable ».

Langue sale, rouge sur les bords. Polypnée. T = 38° 8. Abdomen un peu ballonné. 2 selles « *bouse de vache* ». La température s'élève le 12 et le 13. Pouls 90, petit. Rien dans les urines. Le 14, taches rosées. Glace, lavements. Prise de sang. Injection de ½ cc. de vaccin. Séro-diagnostic positif au 1/60e pour l'Eberth. Le 10 apparition de nouvelles taches rosées sur le ventre. Cœur et poumons normaux.

Deux nouvelles injections de 1 et 1 ½ cc. de vaccin sont faites les 18 et 21 novembre.

La défervescence se produit en *lysis*. Température normale le 26.

Le malade quitte le service peu après.

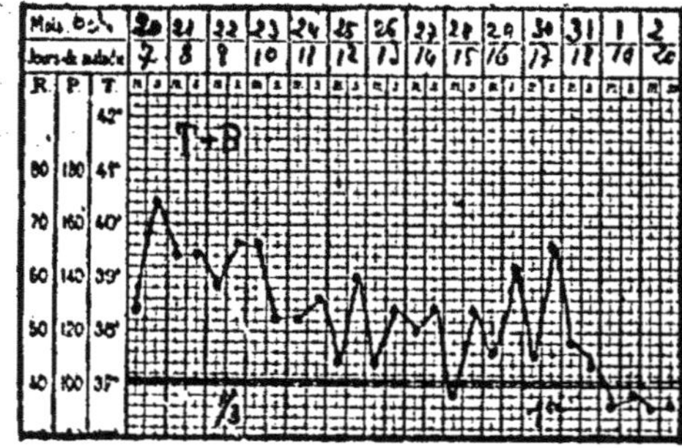
Obs. IX.

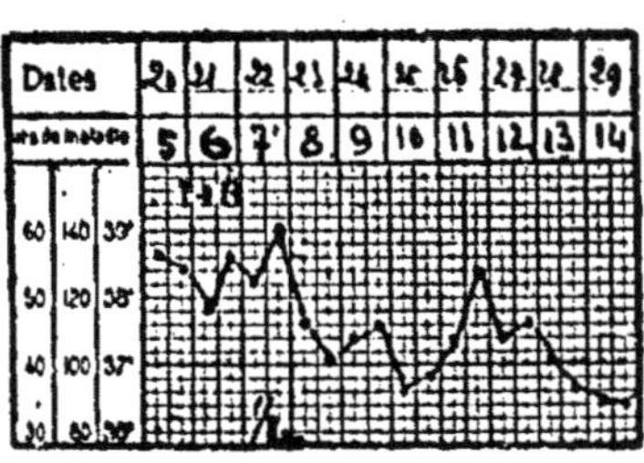
Obs. X.

Obs. IX. (Personnelle).

Typhoïde et Paratyphoïde moyennes chez un enfant, traitées par 2 injections de vaccin. Guérison.

IX. Bon... Gilbert, 8 ans.

Le jeune Bonn... Gilbert, 8 ans, frère du précédent, se présente le même jour au médecin du Lycée qui nous l'adresse également le 20 octobre 1921.

L'enfant est agité, délirant. Langue blanche, rouge sur les bords. Abdomen sensible. Gargouillement dans la fosse iliaque droite. Nombreuses taches rosées. Urines non recueillies. T : 38° 3 à 40° 2.

Séro-diagnostic le 8 : T +. Para *b* faible.

On fait le 22 (9e jour de la maladie) 1/3 de cc. de vaccin iodé. Réaction nette. Le 23, à 4 heures du soir, T = 38° 2.

L'habitus général du malade se modifie heureusement pendant quelques jours. La température oscille entre 37° 4 et 38° 5 ou 39 jusqu'au 29 où elle atteint 39° 2. Le 30, on fait 1 cc. de vaccin. La température fait une chute brusque, et redevient normale le surlendemain.

Le malade quitte le service le 12 novembre.

Obs. X. (Personnelle).

Fièvre typhoïde et paratyphoïde moyennes guéries par une injection de vaccin.

X. Octobre 1921. Bon... Maurice, 4 ans.

Le petit Bonn... Maurice, 4 ans, frère des précédents, malade depuis 5 jours, entre le 20 octobre 1921 à la salle St-Paul présentant les signes d'une Fièvre typhoïde peu grave. Le séro-diagnostic est négatif. Le 22, il *décèle l'agglutination* nette (1/40e) pour l'Eberth, faible (1/20e) pour le para *b*.

On fait, en plus du traitement habituel, une injection de 1/4 de cc. de vaccin iodé.

La rougeur est très nette le lendemain, autour du *point piqué.* L'enfant ne se plaint d'aucune douleur. La température tombe à 37°, puis remonte par deux fois, pour redevenir normale le 28. (Durée de la *période fébrile* 12 jours).

Le petit malade qui s'alimente bien, se lève le 7 novembre, et quitte la salle le 12 novembre.

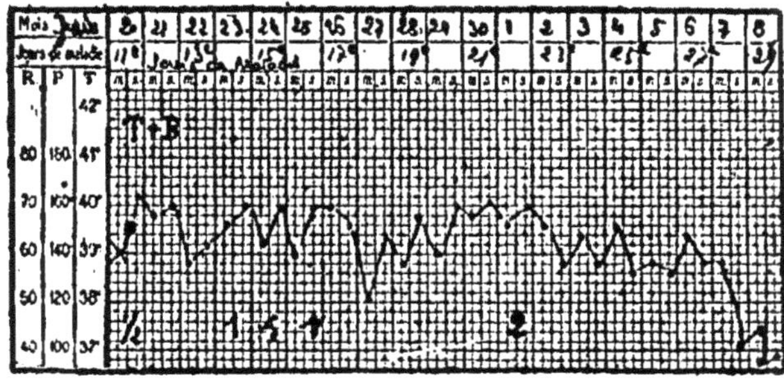

Obs. XI.

Obs. XI. (Personnelle).

Typhoïde grave, traitée le 11e jour, et ayant nécessité 4 injections de vaccin.

Apyrexie le 29e jour.

XI. Boisq... Marcelle, 23 ans.

Mlle Boisq... Marcelle âgée de 23 ans, entre le 20 juin dans le service pour typhoïde grave dont le début remonte à 11 jours.

Le séro-diagnostic est positif à l'Eberth au 1/80, et faiblement au Para B.

Bronchite double, urines rares : traces d'albumine. Diarrhée *fétide* très abondante.

Facies typhique, stupeur intense, demi-surdité. Ventre : pas de *météorisme*. Gargouillement iliaque. Cinq taches rosées nettes.

Glace, lavements. On fait ½ cc. de vaccin. La réaction peu marquée est suivie d'une courte rémission de la fièvre. Le 23, 1 cc, le 25, 1 cc. La malade réagit plus vivement aux piqûres. Etat général sans amélioration. Enfin le 1er juillet, on injecte le contenu d'une ampoule. Amendement des symptômes dès le surlendemain. La fièvre cesse le 8 pour ne plus reparaître.

La malade très amaigrie, ne se lève que le 22 juillet et quitte le service le 4 août.

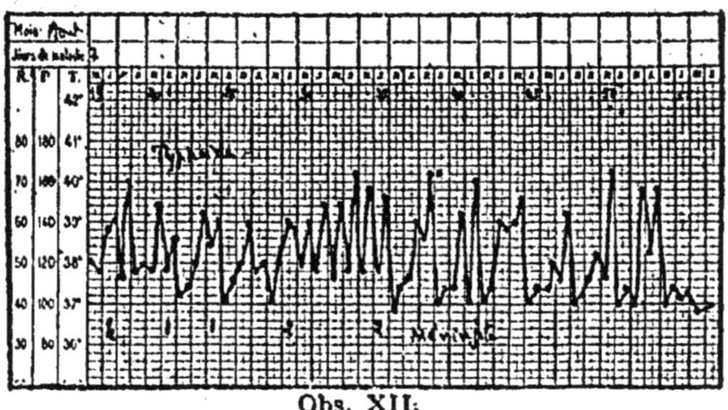

Obs. XII.

Obs. XII. (Personnelle).
Typhoïde très grave. Méningite. Guérison.
XII. Mme Barb... Andrée, 37 ans.

Mme Barb.. Andrée, 37 ans, soignée chez elle pour une fièvre typhoïde depuis 15 jours, entre le 7 août, son mari étant seul pour la soigner et ne pouvant plus longtemps abandonner son travail.

Forme ataxo-adynamique grave. Séro-diagnostic positif pour *l'Eberth* au 1/60ᵉ. Glace, lavements.

On fait en 7 jours 3 injections de vaccin (½ — 1 — 1).

L'état général s'aggrave, bien qu'il y ait quelques rares *rémissions* de la fièvre.

Le 29ᵉ jour de la maladie on fait 2 cc., et encore 2 six jours plus tard; cette dernière suivie d'une réaction d'une violence exceptionnelle avec apyrexie 36 heures. Quand la céphalée augmente encore. *Raideur* de la nuque. *Kernig.* La P. L., difficile, donne un liquide trouble; *cytologie: lymphocytose.* Albumine: 1 gr. 20. Pas de méningocoques. Pression non mesurée.

La malade est considérée comme perdue. Des ponctions lombaires répétées (plusieurs tentatives échouèrent) suivies de maux de tête horribles apportèrent quelque soulagement dans les jours qui suivirent.

Après de grandes oscillations, contre toute attente, la malade guérit après 55 jours de fièvre.

Nous pensons qu'il s'agit là d'une de ces méningites rares post-typhiques, revêtant l'allure d'une méningite tuberculeuse et contre lesquelles le traitement ne peut être que symptomatique.

La malade quitte le service le 11 novembre. Depuis nous l'avons revue plusieurs fois. Pendant plusieurs mois, elle nous a demandé toutes les 3 semaines environ pour lui faire des ponctions lombaires, toujours suivies immédiatement de céphalée violente, mais apportant un soulagement considérable par la suite à ses douleurs. Nous l'avons revue pour la dernière fois par hasard en décembre 1922 (plus d'un an après sa sortie de l'hôpital) toujours souffrante et pouvant à peine vaquer aux soins du ménage.

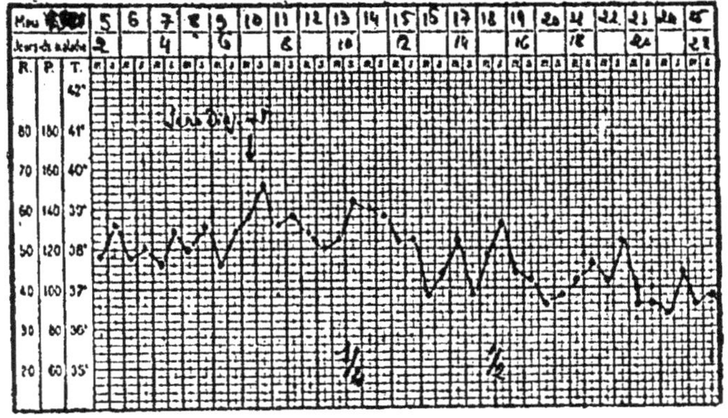

Obs. XIII.

Obs. XIII. (Personnelle).

Fièvre typhoïde de moyenne intensité, traitée par 2 injections. Guérison.

XIII. Bon... Andrée, 5 ans.

L'enfant Bon... Andrée, âgée de 5 ans, présentée par sa mère à la consultation pour fièvre et douleurs abdominales, est admise à la salle Ste-Marie le 5 novembre 1921 (2e jour de la maladie).

Langue sale. On donne une légère purge saline et on met l'enfant à la diète lactée. Bouillon de légumes. Le ventre est sensible à la pression. La rate perceptible. Le 10, apparition de quelques taches rosées. Le séro-diagnostic est positif pour l'Eberth au 1/50e. On applique une vessie de glace sur l'abdomen. On donne un lavement froid d'un quart de litre.

La température restant au-dessus de 38°, on fait le 13 (10e jour de la maladie) 1/4 de cc. de vaccin, puis 1/2 le 18. La fièvre tombe le surlendemain pour reparaître pendant quelques jours. Sans nouvelle injection, la température s'abaisse à 37 le 25 novembre.

La petite malade quitte l'hôpital le 12 décembre.

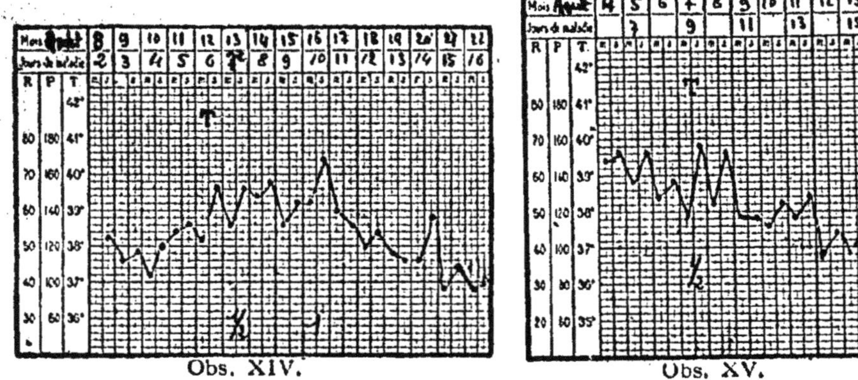

Obs. XIV. Obs. XV.

Obs. XIV. (Personnelle). *Fièvre typhoïde moyenne chez un enfant. Vaccinothérapie* instituée *le 6e jour. 2 piqûres. Guérison.*

XIV. Joub... Jean, 9 ans.

L'enfant Joub... Jean, 9 ans, entre dans le service le 8 août. Il tousse depuis la veille, est « mal en train » et a de la fièvre.

Diagnostic : embarras gastrique fébrile.

La recherche de l'agglutination le 11 est négative.

L'hémoculture positive pour l'Eberth.

La température, le 12, dépasse 39° 5. Le 13 on fait une première injection de ½ cc. de vaccin.

Comme toujours, glace et lavements froids.

La rougeur locale, sans baisse de température persiste 48 heures. Trois jours après l'injection d'essai, la courbe *fébrile* n'étant pas modifiée, on fait 1 cc. de vaccin. Vive réaction générale, suivie de défervescence. Le jour de la 2e injection, apparition de quelques taches rosées. Après un *clocher* le 20 au soir, la température tombe à 37° le 22.

La durée de la fièvre a été de 15 jours.

La convalescence se poursuit normalement, sans rechutes ni complications.

Obs. XV. (Personnelle).

Typhoïde légère. Apyrexie le 16e jour. Malade traitée par une injection de vaccin.

XV. Jacq... Marthe, 39 ans.

Mme Jacq... Marthe, 39 ans, est admise à la Salle Ste-Marie le 4 août. Elle a de la fièvre depuis 5 ou 6 jours, des maux de tête, et tousse beaucoup.

L'auscultation montre quelques *râles* de bronchite, une respiration *soufflante* aux deux sommets, mais n'expliquant pas la température. Ni diarrhée ni constipation. Pas de taches rosées, pas de rate. Ventre souple.

Le séro-diagnostic est négatif le 4, positif le 7 au 1/40e pour *l'Eberth.*

Traitement habituel. On injecte ½ cc. de vaccin. La réaction vaccinale est très accusée. La défervescence se produit le 9, quelques taches rosées apparaissent, et s'effectue en *lysis* jusqu'à la normale le 15.

La malade sort le 7 septembre 1921.

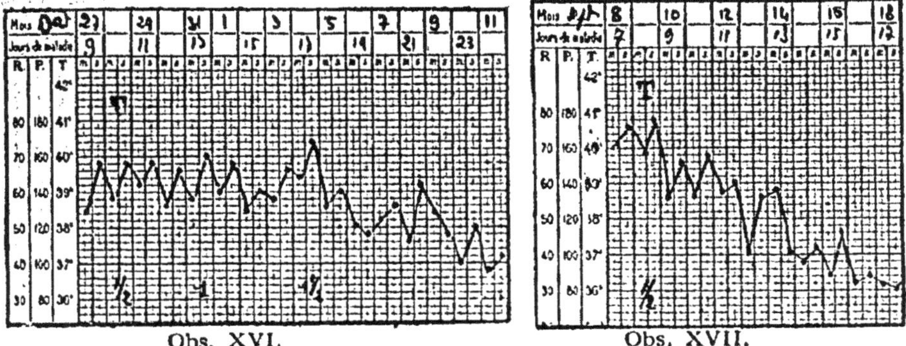

Obs. XVI. Obs. XVII.

Obs. XVI. (Personnelle). *Typhoïde grave, forme adynamique, évoluant en 23 jours, à la suite de 3 injections de vaccin.*

XVI. Mme Jurg..., 40 ans.

Mme Jurg..., âgée de 40 ans, entre le 27 octobre au 9e jour d'une typhoïde ayant *débuté* brusquement, par *céphalalgie intense, frissons, rachialgie.*

A l'entrée, malade *prostrée*, immobile, état de stupeur intense. *Carphologie.*

Langue rôtie. Météorisme abdominal. Nombreuses taches rosées. Rate *percutable* sur 12 centimètres. Foie débordant légèrement les fausses côtes. Poumons : râles muqueux aux deux bases. Cœur : bruits un peu assourdis. Diarrhée ocre abondante.

Urines : 250 gr. Albumine : 0,50 gr. par litre (le 29).

Le séro-diagnostic est positif pour l'Eberth à 1/80.

Glace sur le ventre, 3 lavements d'un litre par jour.

Le 28 (10e jour de la maladie) on fait ½ cc. de vaccin. 1 le 31, 1 ½ le 4 novembre. C'est seulement le 5 qu'une amélioration se produit. Les urines sont abondantes : 1600 gr. (encore légèrement albumineuses).

La malade « se réveille », boit abondamment. Plus de diarrhée. La fièvre tombe en quelques jours. L'apyrexie est définitive le 11, et la malade sort quinze jours après.

Obs. XVII. (Personnelle). *Fièvre typhoïde grave chez une enfant de 8 ans, évoluant après 1 injection de vaccin, comme* une forme bénigne. *Guérison.*

XVII. Guinn... Odette, 8 ans.

Odette Guinn..., sœur du malade de l'observation XXI, entre à la Salle Ste-Marie le 8 septembre. La fillette est malade depuis 6 jours.

A l'entrée, elle se plaint de maux de tête, est très abattue, répond à peine aux questions. Langue sale. Nombreuses taches rosées sur le ventre, les cuisses. Quelques-unes dans la région lombaire. Diarrhée. Urines rares : traces d'albumine, non dosables. Pouls 130. T. 40 à 40° 6. Séro-diagnostic : T + 1/100. Le 9, on fait une injection de ½ cc. de vaccin. On a, depuis la veille, mis une vessie de glace sur l'abdomen, et donné 2 lavements froids. Tood. 30 cc. La température fait une chute brusque 24 heures après l'injection, reste néanmoins élevée pendant 3 jours, s'abaisse à 37. Puis nouvelle *réascension thermique* ne durant que 24 heures. Aussi ne fait-on pas de vaccin. Enfin retour à la normale le 18.

L'enfant quitte le service le 15 octobre.

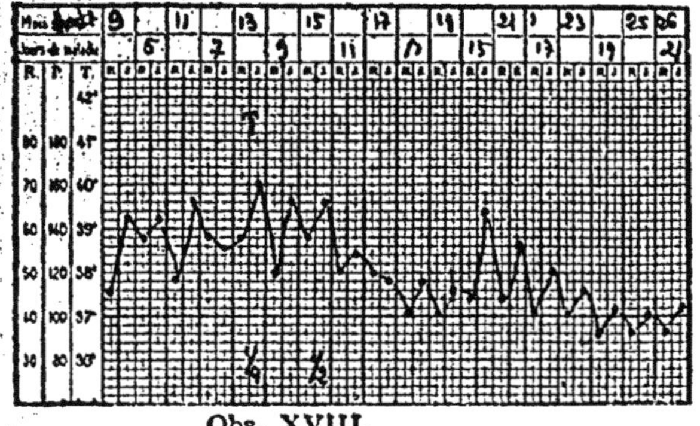

Obs. XVIII.

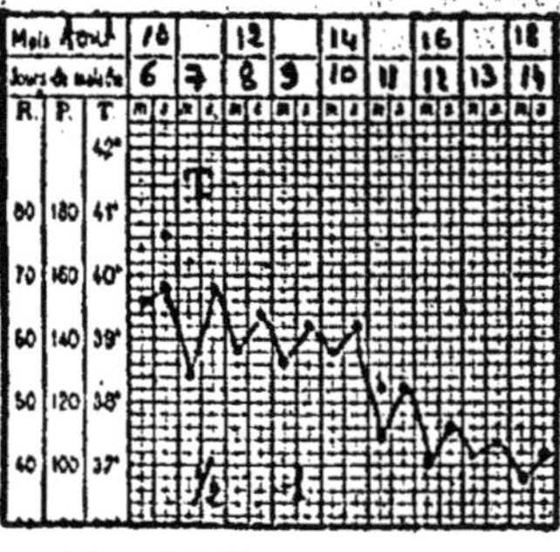

Obs. XIX.

Obs. XVIII. (Personnelle).

Typhoïde moyenne chez une fillette de 6 ans, traitée par 2 injections de vaccin.

XVIII. Man... Marthe, 6 ans.

L'enfant Man... Marthe, est amenée par sa mère à la consultation. La petite a eu une indigestion il y a 4 jours, et depuis elle ne mange pas, n'a aucune force, se plaint de la tête, est « *grognon* ».

La température est de 37° 5. L'enfant est admise en observation. Le 5, légère purge saline.

La fièvre s'installe aux environs de 39°, un peu de diarrhée apparaît. Le ventre est ballonné. Langue saburrale. Angine légère. Râles de bronchite aux deux poumons. On applique une vessie de glace sur l'abdomen.

Le séro-diagnostic est positif pour l'Eberth au 1/40e le 13 août.

On fait 1/4 de cc. de vaccin. Vive réaction. T = 40. Une 2e est nécessaire le surlendemain.

La défervescence se fait en quelques jours, bien que retardée par une réascension thermique.

L'enfant sort le 10 septembre.

Obs. XIX. (Personnelle).

Typhoïde moyenne, évoluant en forme abortive à la suite de 2 injections de vaccin iodé.

XIX. Riv... Cécile, 26 ans.

Mlle Riv... Cécile, âgée de 26 ans, entre le 10 août, au 6e jour d'une Fièvre typhoïde ayant débuté par de la diarrhée, *anorexie*, lassitude et un épistaxis.

A l'entrée, malade fatiguée. Langue sèche. Cœur : souffle *d'insuffisance mitrale*. Poumons s. p. Pas de taches rosées. Ventre souple, un peu douloureux à la pression. Gargouillement iliaque. Urines rares s. p.

Le séro-diagnostic est positif pour l'Eberth au 1/50e. Traitement habituel. Le 7, injection de 1/2 cc. de vaccin. Réactions assez vives, non suivies d'amélioration. Le 9, apparition de quelques taches rosées. Le même jour on injecte 1 cc. La réaction générale est plus marquée, la rougeur locale plus nette aussi. Deux jours après, la température tombe et *l'apyrexie* s'installe à partir du 18 (14e jour de la maladie).

La malade sort le 6 septembre.

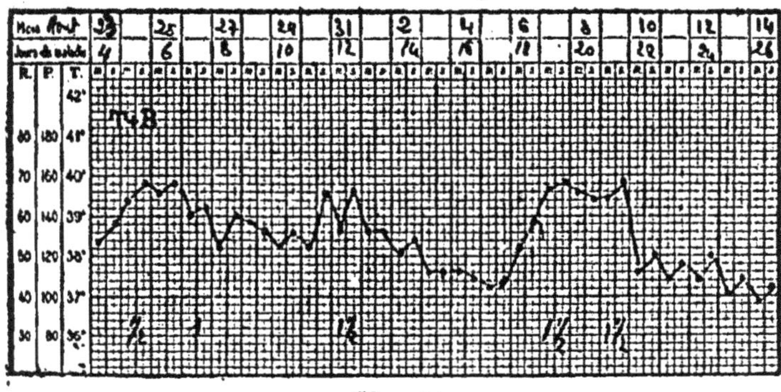

Obs. 20.

Obs. XX. (Personnelle).

Fièvre typhoïde et paratyphoïde, d'intensité moyenne avec rechute, traitée par 5 injections de vaccin. Guérison.

XX. Gou... Marie-Ange, 17 ans.

Mlle Gou... Marie-Ange, 17 ans, domestique à Blois, entre à l'hôpital le 23 août, au 4e jour d'un embarras gastrique fébrile. Température 39° le soir. Etat général relativement satisfaisant. Grosse rate. Pas de diarrhée, pas de taches rosées. Langue sèche. Maux de tête. On fait une ponction veineuse, et on injecte ½ cc. de vaccin iodé. Le séro-diagnostic est positif pour l'Eberth à 1/60e, pour le para B à 1/80.

Comme toujours, glace et lavements froids.

3 piqûres sont nécessaires pour obtenir l'apyrexie. Puis *réascension thermique* à 39° 8 (la malade a ses règles). On fait 1 cc. ½ de vaccin qu'on renouvelle le surlendemain. Vives réactions vaccinales, comme les fois précédentes d'ailleurs, puis chute de la température et apyrexie définitive le 14, après 25 jours de maladie.

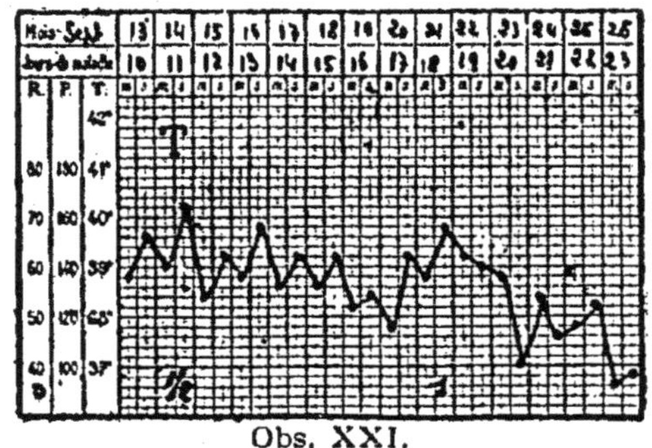

Obs. XXI.

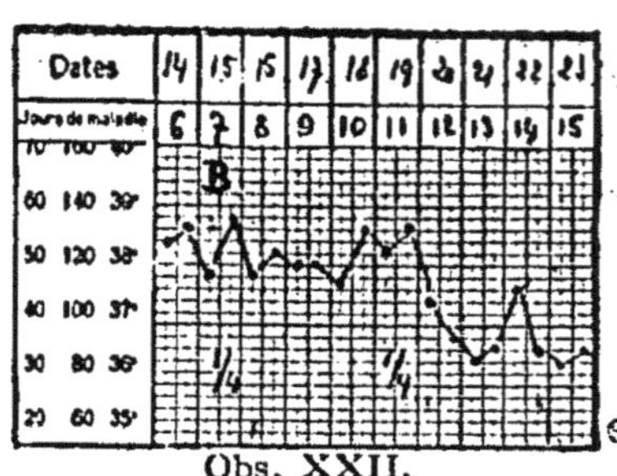

Obs. XXII.

Obs. XXI. (Personnelle). *Typhoïde grave, traitée par 2 injections de vaccin. Guérison.*

XXI. Guinn... Jacques, 11 ans.

Le petit Guinn... Jacques, 11 ans, malade depuis 9 jours, entre à la Salle St-Paul le 13 septembre 1921. T. 38° 8, 39° 6.

Malade abattu, prostré, ventre ballonné, quelques taches rosées. Grosse rate, diarrhée fétide (4 selles), urines non recueillies. *Pas de Kernig.*

Le séro-diagnostic est positif au 1/50e pour l'Eberth.

On fait le 14 septembre ½ cc. de vaccin. Vives réactions suivies d'une chute notable de la température. La rougeur persiste plusieurs jours. Le 19, la fièvre n'atteint pas 38° 5. L'état général est bon.

Sous l'influence de la glace, la diarrhée a disparu. Les urines, assez abondantes (l'enfant demande le vase) ne contiennent pas d'albumine.

Mais le 20, reprise de la courbe fébrile. Le lendemain on fait 1 cc. de vaccin. La réaction très marquée est moins vive cependant que la première fois. Chute rapide à 37°, puis deux clochers et apyrexie définitive le 25, après 22 jours de fièvre.

Suites normales, l'enfant commence à manger le 1er octobre, se lève le 6 et quitte la salle le 12 octobre.

Obs. XXII. (Personnelle). *Para* B *de moyenne intensité chez un enfant de 5 ans, guérie en 15 jours par deux injections de vaccin.*

Août 1921. Baud... Maurice, 5 ans.

Baud... Maurice, 5 ans, malade depuis le 9 août 1921 entre le 14 à l'Hôtel-Dieu.

T. 38° 4, 38° 6. Céphalée-diarrhée. A vomi 2 fois. Enfant abattu, langue saburrale. Ventre non douloureux. Pas de rate. Quelques rares taches rosées Urine au lit. Séro-diagnostic : B + 1/60e.

Traitement : glace, lavements. Le 7 on fait $^1/_4$ de cc. de vaccin. Réaction peu marquée localement. Le lendemain matin, taches rosées plus nombreuses. Après un plateau de 3 jours, la température s'élève. Le lendemain, nouvelle injection de $^1/_4$ de cc. de vaccin iodé. L'enfant réagit vivement, et *l'apyrexie* est obtenue en 3 jours. Après, disparition des taches rosées et amélioration générale. Dès le lendemain de la 2e piqûre, l'enfant s'assied dans son lit et s'intéresse à ce qui l'entoure. Sort guéri le 2 octobre, sans avoir fait de rechute ni de complications.

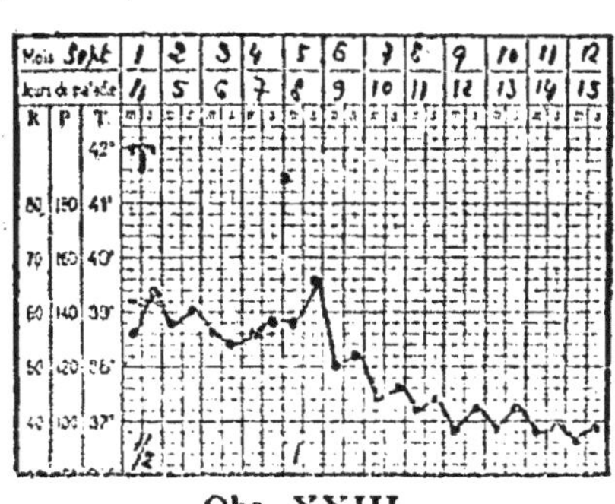

Obs. XXIII.

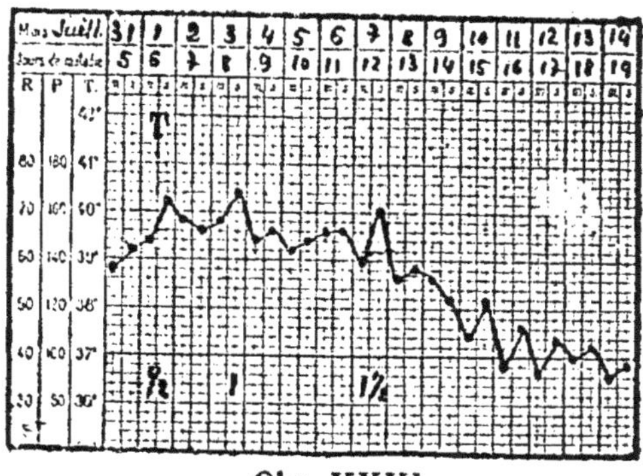

Obs. XXIV.

Obs. XXIII. (Personnelle).

Typhoïde légère cédant en 13 jours à 2 injections de vaccin iodé.

XXIII. Drus... Auguste, 19 ans.

Auguste Drus..., 19 ans, entre le 1er septembre 1921 pour embarras gastrique fébrile.

Le séro-diagnostic est positif à l'Eberth au 1/30e. On fait ½ cc de vaccin. Réaction générale presque nulle. Réaction locale esquissée. Le 8, on injecte 1 cc. Réactions plus nettes suivies d'une chute en *lysis* de la température qui tombe à 37 le 14e jour.

Le malade sort le 3 octobre.

Obs. XXIV. (Personnelle).

Typhoïde d'intensité moyenne traitée par 3 piqûres. Guérison rapide.

XXIV. Gir... Germaine, 17 ans.

Mlle Gir. Germaine, 17 ans, malade depuis 5 jours (vomissements, céphalée, *insomnies*), entre le 31 juillet avec une température de 38° 8 à 39° 2.

A l'entrée, état typhoïde. Constipation. On recueille une très petite quantité d'urines normales.

Le séro-diagnostic est positif. T. 1/60e. Glace, lavements. Le 1er août, on injecte ½ cc. de vaccin iodé. Le lendemain la température est plus élevée que la veille, 24 heures plus tard on fait 1 cc. L'injection est suivie d'une baisse très légère de la fièvre. Nouvelle injection de 1 ½ le 7, qui est suivie d'une chute rapide, accompagnée d'une crise urinaire très marquée. La fièvre ne se prolonge pas au delà du 18e jour. La malade quitte l'Hôtel-Dieu la 1er septembre 1921.

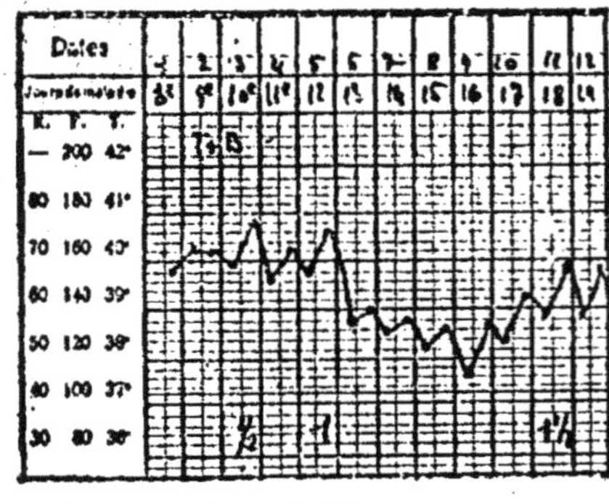

Obs. XXV.

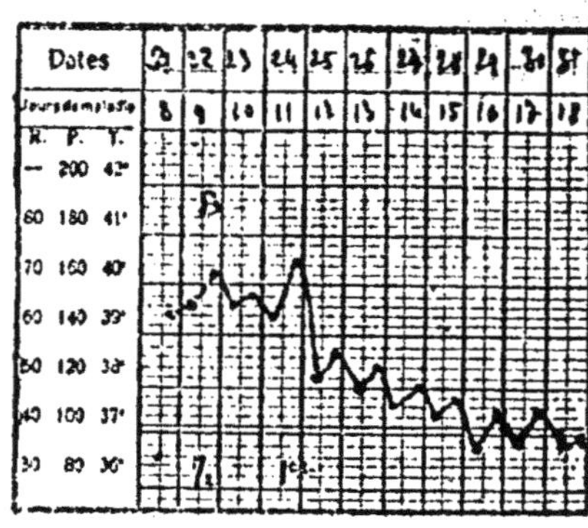

Obs. XXVI.

Obs. XXV. (Personnelle).

Typhoïde moyenne traitée le 10e jour par le vaccin. Guérison.

XXV. Août 1921. Mme Jona..., 33 ans.

Mme Jona..., 33 ans, entre le 1er août, avec une fièvre typhoïde cliniquement établie.

Le début remonte à 8 jours. Langue sèche, malade abattue, pommettes colorées, céphalée, grosse rate. Taches rosées nombreuses. Pas de diarrhée. Rien dans les urines. Traitement habituel.

Le séro-diagnostic est positif : Eberth 1/60e, Para B 1/40e. Le 3, on fait ½ cc. de vaccin; pas de changement. Le 5, nouvelle injection (1 cc.). Vive réaction suivie de chute en lysis. Amélioration des *symptômes*. Puis reprise de la courbe thermique, nouvelle piqûre le 12, amenant la défervescence. Apyrexie le 25.

La malade sort le 11 septembre 1921.

Obs. XXVI. (Personnelle).

Para B légère guérie par 2 injections de vaccin iodé.

Oct. 1921. Mme Lah..., 31 ans.

Mme Lah..., 31 ans, malade depuis une huitaine est admise à la salle Ste-Marie avec les signes d'une infection typhique légère, le 21 octobre.

Le séro-diagnostic est positif au para B au 1/50e. Deux injections de vaccin de ½ et de 1 cc. à deux jours d'intervalle, jointes au traitement habituel, provoquent la défervescence rapidement. La température est normale le 30. Suites normales. La malade quitte le service le 13 novembre

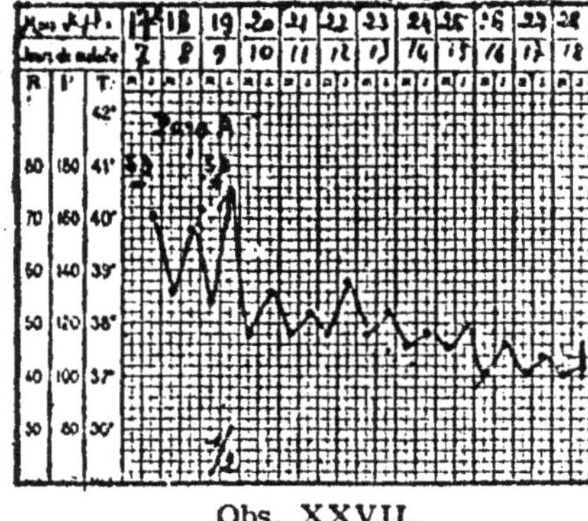

Obs. XXVII.

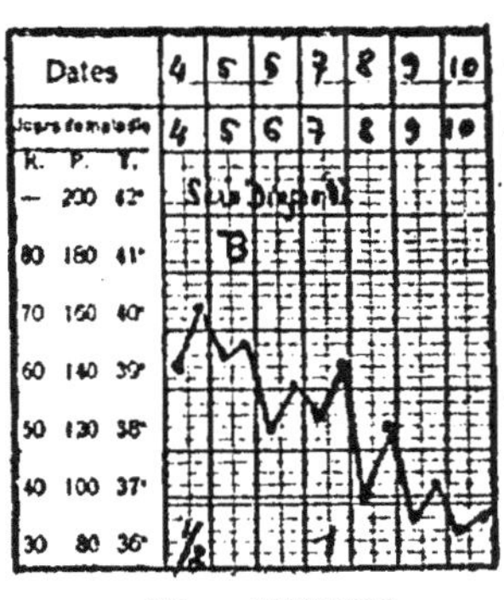

Obs. XXVIII.

Obs. XXVII. (Personnelle).

Paratyphoïde A traitée par 1 injection de vaccin iodé. Guérison.

XXVII. Tremb... Suzanne, 18 ans.

Mlle Tremb... Suzanne, 18 ans, entre le 17 septembre atteinte d'une fièvre typhoïde cliniquement établie. T. 40°.

Le séro-diagnostic négatif le 17, est positif le 19 au para A (seule paratyphoïde A observée) au 1/40°. Le soir du 19, on injecte ½ cc. de vaccin iodé. Réactions des plus nettes à la piqûre, suivies le lendemain d'une chute de la température à 38°. Après quelques jours *d'oscillations stationnaires*, l'apyrexie s'installe le 18e jour de la maladie. La malade s'alimente le 3 octobre, se lève le 9 et part peu après.

Obs. XXVIII. (Personnelle).

Paratyphoïde B traitée dès le début par la vaccinothérapie.
(2 injections. Guérison rapide).

Mars 1922. Mord... Jeanne, 21 ans.

Mlle Mord... Jeanne, 21 ans, entre à la salle Ste-Marie après 4 jours de malaise, céphalée, diarrhée. Sa sœur (obs. XXI) est dans le service depuis une quinzaine pour paratyphoïde maintenant guérie.

Traitement habituel. On fait une ponction veineuse pour examen, et ½ cc. de vaccin. Le lendemain, la courbe de température s'infléchit, un peu plus le surlendemain. Sous l'influence de la glace, la diarrhée a disparu. On obtient une selle quotidienne par lavement froid.

La rougeur locale consécutive à la 1re piqûre ayant cessé le 7, et la température dépassant encore 38° 5, on fait 1 cc. de vaccin. Chute de plus de 2 degrés le lendemain. Apyrexie deux jours plus tard, alors qu'apparaissent trois taches rosées.

La malade se rétablit rapidement, mais ne sort que le 2 avril, ayant alors trouvé un emploi.

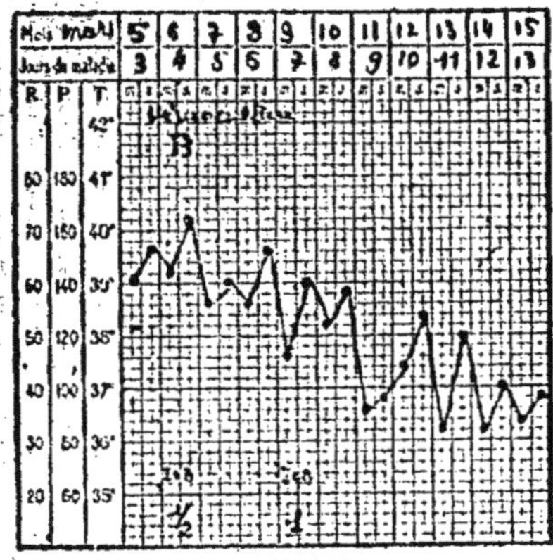

Obs. XXIX.

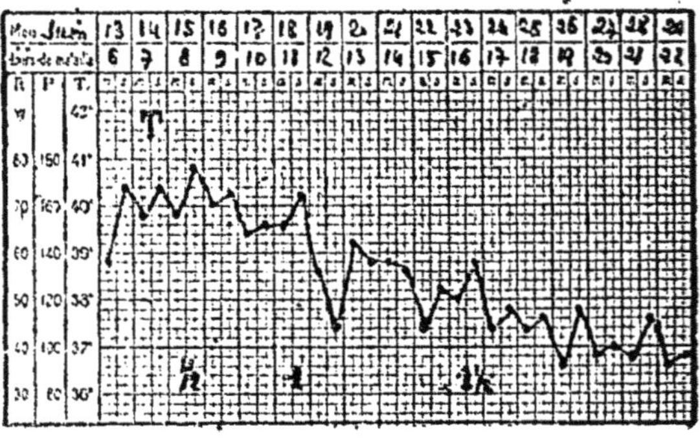

Obs XXX.

Obs. XXIX. (Personnelle).

Mars 1921. Mord... Charles, 15 ans.

Paratyphoïde B traitée dès le début par les injonctions de vaccin. Guérison rapide.

Le ieune Mord... Charles, frère de la malade précédente, entre le 5 mars, malade depuis 3 jours, présentant les signes d'une fièvre typhoïde au début.

Le séro-diagnostic est négatif mais l'hémoculture dont le résultat nous est fourni le 7 permet d'isoler le Para B.

Le 6, on fait une première injection de ½ cc. de vaccin au malade soumis au traitement habituel. La réaction locale persiste 48 heures. Le 9, apparition de taches rosées. Bien que la température ne dépasse pas 37° 6 le matin du 9 mars, par mesure de précaution (la rougeur locale a disparu) on fait 1 cc. Le surlendemain, apyrexie, puis deux clochers, et le 14, la température reste à 37°.

Le malade guérit sans rechute ni complications.

Obs. XXX. (Personnelle).

Typhoïde grave chez une femme enceinte. 3 injections de vaccin. Guérison.

XXX. Mme Mé..., 27 ans (Gr. 5 ½).

Mme Mé..., 27 ans, enceinte de 5 mois ½, malade depuis 5 jours, entre à l'Hôtel-Dieu pour fièvre typhoïde, le 13 juin 1921.

Langue rouge et sèche, adynamie, céphalée, taches rosées, diarrhée (3 selles). *Splénomégalie.* Quelques *sibilances* au sommet du poumon gauche. Bruits du cœur assourdis. Pouls 90. Urines : sans albumine. Le séro-diagnostic est positif pour l'Eberth au 1/60e. On met une vessie de glace sur le cœur et une sur le ventre. 2 lavements quotidiens.

Le 15, on pratique l'injection d'essai de ½ cc. Une 2e piqûre de 1 cc. est suivie d'une vive réaction et d'une chute à la température à 37° 5, passagère. Amélioration de l'état général.

La fièvre persistant, on fait le 23, 1 cc. ½. La défervescence a lieu en quelques jours. Bruits du cœur fœtaux persistent.

La malade sort le 8 juillet. La grossesse continue. Elle accouche à terme d'une fille à la Maternité.

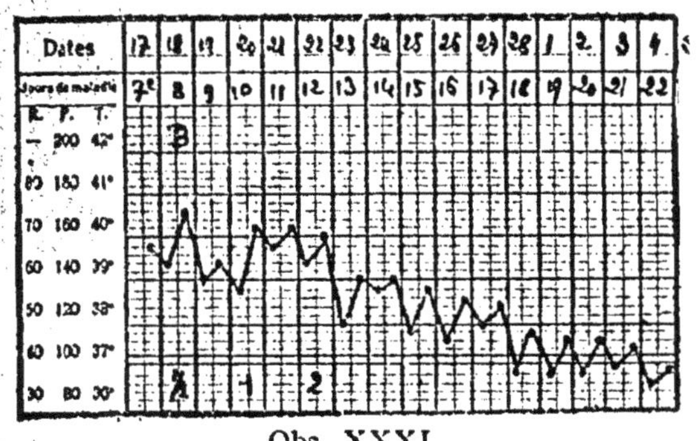

Obs. XXXI.

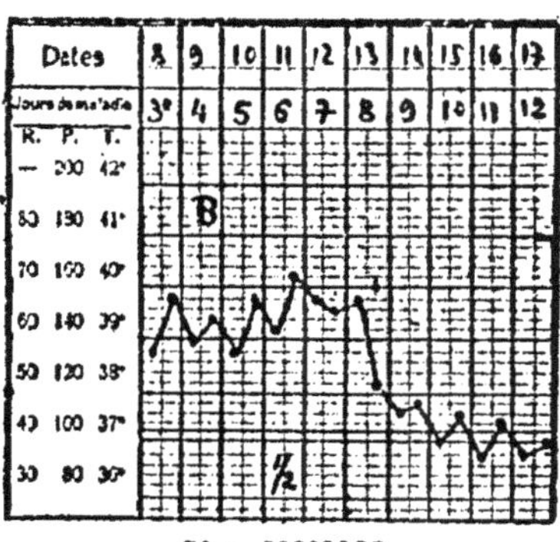

Obs. XXXII.

Obs. XXXI. (Personnelle).

Paratyphoïde B moyenne traitée par 3 injections de vaccin iodé. Guérison.

Février 1922. Mord... Madeleine, 18 ans.

Mlle Mord... Madeleine, malade depuis 7 jours, entre le 17 février à la Salle Ste-Marie.

Fièvre, courbature, diarrhée, langue saburrale, teint fortement coloré. Un peu de stupeur et de céphalée. Ventre ballonné, douloureux à la pression. Taches rosées sur l'abdomen et les cuisses. Température 39° 8. Urines rares sans albumine. Traitement habituel.

Le 18, prise de sang et injection de ½ de vaccin dans la région sous-claviculaire.

Réaction générale vive. Le lendemain la rougeur locale atteint la grandeur. d'une pièce de 5 francs. Le séro-diagnostic est positif pour le Para B au 1/50e Après deux jours, la température reste supérieure à 39°. *L'état typhoïde* est plutôt augmenté.

On fait 1 cc., et deux jours après, 2 cc de vaccin. La 2e injection est suivie d'une chute brusque à 38° et après quelques oscillations, l'apyrexie est obtenue le 22. La malade se rétablit rapidement et reste dans la salle comme femme de service.

Obs. XXXII. (Personnelle).

Paratyphoïde B *chez une enfant. Guérie après une seule injection de vaccin.*

XXXII. Déc. 1922. Chant... Charlotte, 12 ans.

Charlotte Chant..., 12 ans, entre le même jour que sa mère (obs. XXXVII) qu'elle soignait (?) jusqu'au 6 décembre, où, fatiguée, elle a dû s'aliter.

A l'entrée, température voisine de 40°.

Embarras gastrique fébrile avec courbature.

Mme Chant... présentant les symptômes d'une typhoïde grave, on fait une prise de sang à l'enfant. Le séro-diagnostic est positif pour le Para B au 1/40e On fait ½ cc. de vaccin. Chute brusque de la température le surlendemain, en même temps que quelques taches rosées apparaissent. Apyrexie le 12e jour de la maladie.

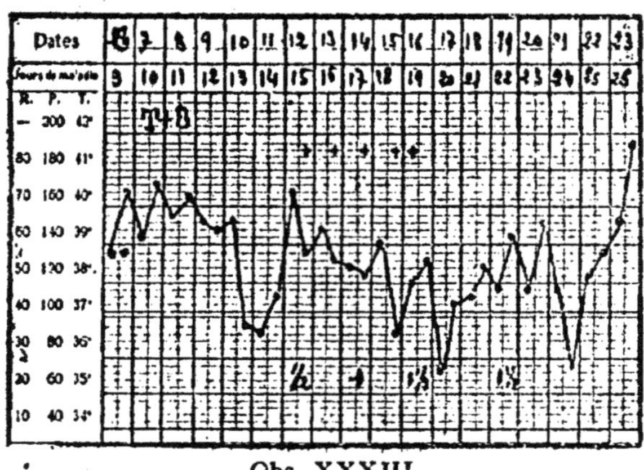

Obs XXXIII.

Obs. XXXIII.

Appendicite. Typhoïde. Abcès du Foie. Mort.

Mai 1922. Fourn... Raymond, 24 ans.

Fourn... Raymond, 24 ans, pupille de l'A. P. mobilisé classe 17. Front Français. Rien dans ses antécédents.

Le 6 mai 1922, le malade entre dans le service de chirurgie pour crise d'appendicite datant d'une huitaine de jours. Traitement : diète absolue (quelques pilules de glace seulement), vessie de glace.

La température s'élève. Etat grave. Teint plombé, foie un peu gros, *pas d'ictère*. Rate perceptible. Constipation. Le malade ne souffre pas.

Pas de B. de Koch dans les crachats.

Le 10 au soir, pas de fièvre, elle reprend le 11.

Le séro-diagnostic est positif à l'Eberth au 1/100e, et faiblement au Para B.

Le malade est transféré dans le service de médecine. Au traitement par la glace déjà institué on ajoute un lavement froid par jour et la vaccinothérapie. Le 12 (15e jour de la malade), on pratique une injection d'essai de ½ cc. Le soir à 7 heures le malade est pris d'un frisson prolongé (plus d'une heure, avec sueurs froides, qui se reproduisa les 3 jours suivants à la même heure et une dernière fois le matin.

L'examen d'un peu de sang prélevé au moment des accès, à 3 reprises, ne permet pas de déceler *d'hématozoaires*.

Entre temps on a fait à 2 jours d'intervalle 1 cc. puis 1 ½ cc. de vaccin iodé.

Le 17, *hypothermie*. Pas de sang décelable dans la selle que ramène le lavement.

L'état général s'est un peu amélioré, mais toujours précaire.

Le 19, la température étant remontée, on fait 1 cc ½. Deux jours plus tard, nouvelle chute brusque sans hémorrhagie intestinale visible. Nous reprenons espoir. Le malade se sent mieux, boit volontiers, urine un peu plus que les jours précédents; *subictère* persiste.

Le 22, l'état empire brusquement. Le malade accuse une douleur dans *l'hypocondre* droit. Ventre très sensible, dépense musculaire vive; foie gros, douloureux. Nous hésitons entre abcès de la gaine du grand droit, et complications hépatiques. Mais l'état général ne permet aucune intervention. Pouls 120. *Polypnée.* Pas de signes pleuraux. *Toni-cardiaques.* Huile camphrée, etc.

Le lendemain matin, état désespéré. Mort sans coma le soir du 23 à 22 h. 30.

AUTOPSIE.

Cadavre très amaigri. Cage thoracique et contenu : s. p. Diaphragme remontant jusqu'à la 5e côte à gauche, à la 3e à droite. Estomac sans particularités. Intestin grêle: nombreuses plaques de Peyer présentant des lésions à tous les stades, jusqu'à la nécrose, sans perforation. Gangrène partielle de *l'épiploon.* Région cœcale : *magma,* adhérences, cœcum et appendice nécrosés. Rate normale comme poids, aspect, et à la coupe. Grand droit : rien.

Foie gros : couleur rouge ardoise. A la coupe : abcès unique, un bon demi-litre de pus.

Conclusions.

Il s'agit donc d'un malade ayant présenté des signes nets d appendicit probablement typhique, la dothiénentérie n'ayant été soupçonnée, diagnosti quée et par conséquent traitée que tardivement et ayant causé un abcès du foie à marche silencieuse, qui emporta le malade.

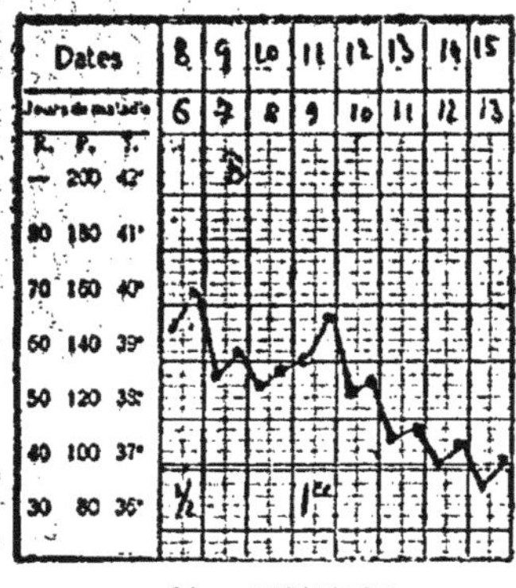

Obs. XXXIV.

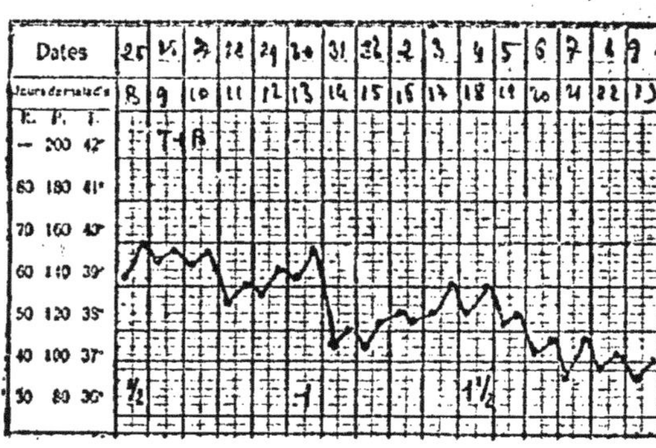

Obs. XXXV.

Obs. XXXIV. (Personnelle).

Paratyphoïde B traitée par 2 injections de vaccin iodé. Guérison rapide.

XXXIV. Mord... René, 13 ans.

Le jeune Mord.. René, 13 ans, frère des malades faisant l'objet des observations 28, 29 et 31 entre à l'Hôtel-Dieu le 8 mars, malade depuis 5 jours. *Coxalgie* ancienne. Présente les signes d'une typhoïde légère.

Le séro-diagnostic est positif pour le Para B à 1/40e.

On fait ½ cc. de vaccin iodé. Vive réaction suivie d'une chute de température de 1 degré ne se maintenant pas. Le 11, on fait 1 cc. La chute en lysis se fait en 3 jours.

Le malade sort le 26 mars 1922.

Obs. XXXV. (Personnelle).

Typhoïde et paratyphoïde moyennes chez une femme enceinte.

Guérison sans accidents.

Juillet 1922. Mme Rob..., 31 ans.

Mme Rob..., 31 ans, enceinte de 5 mois, a été prise d'un frisson le 18 juillet, s'est couchée, et depuis, a de la fièvre, des maux de tête et de la diarrhée.

A l'entrée, 25 juillet, signes cliniques d'une typhoïde moyenne. Taches rosées. Traitement habituel. On fait une ponction veineuse et ½ cc. de vaccin.

Le séro-diagnostic est positif pour l'Eberth à 1/60, faiblement pour le Para B.

La rougeur locale persiste 3 jours, et est suivie d'une légère inflexion passagère de la courbe thermique. Une 2e piqûre (1 cc.) est faite le 30. Amélioration nette, de courte durée. Enfin une 3e piqûre de 1 ½ cc. fait tomber la température de 39 à la normale en 4 jours. Bruits *fœtaux* normaux. La malade sort le 15 août et vient accoucher, à terme, à la Maternité départementale.

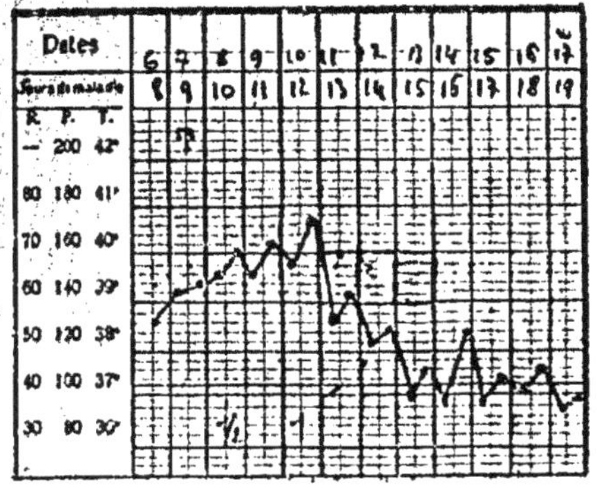

Obs. XXXVI.

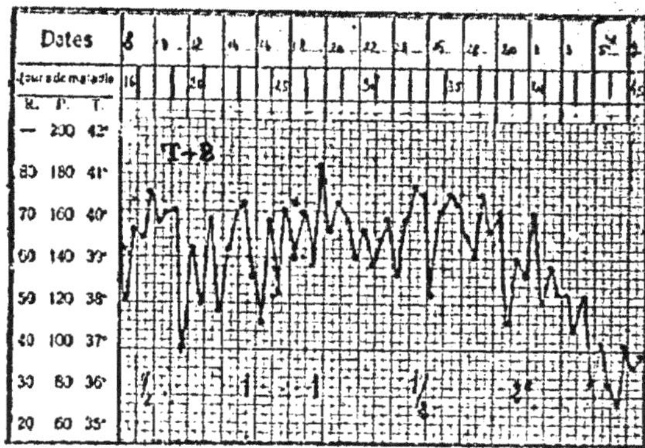

Obs. XXXVII.

Obs. XXXVI. (Personnelle).

Typhoïde moyenne traitée par 2 injections de vaccin. Guérison.

XXXVI. Fév. 1922. Mme Mor, 34 ans.

Le 6 février 1922, Mme Mor..., 34 ans, de Blois, est admise dans le service pour fièvre typhoïde légère datant de 8 jours.

Le séro-diagnostic est positif à l'Eberth au 1/40e. Deux injections de vaccin (½ et 1 cc.) provoquent la défervescence. L'apyrexie est obtenue le 17 février après 18 jours de fièvre.

La malade sort le 4 mars.

Obs. XXXVII. (Personnelle).

Forme ataxo-adynamique très grave. Apyrexie obtenue le 45e jour après 5 injections de vaccin.

Déc. 1922. Mme Chant..., 33 ans.

Mme Chant..., 33 ans, mère de l'enfant Charlotte Chant... (obs. XXXII), malade depuis 15 jours, entre dans ce service le 8 décembre pour fièvre typhoïde d'une extrême gravité, forme ataxo-adynamique impressionnante.

Glace sur l'abdomen et sur la tête. 2 lavements froids par jour. Séro-diagnostic positif pour l'Eberth (1/60e); faiblement pour le Para B.

La courbe de la température se compose de grandes oscillations exagérées lors des injections de vaccin, toutes suivies de réactions extrêmement vives, et quelques-unes d'un léger abaissement de température.

Pendant plus de 3 semaines, la malade délire, et est certains jours dans un demi-coma.

4 injections à doses croissantes de vaccin ont été pratiquées à 3 ou 4 jours d'intervalle, et bien que ne conservant aucun espoir, nous pratiquons une dernière injection de 2 cc. qui est suivie d'une véritable résurrection. 4 jours plus tard, la fièvre est tombée.

La malade quitte le service le 26 février bien rétablie.

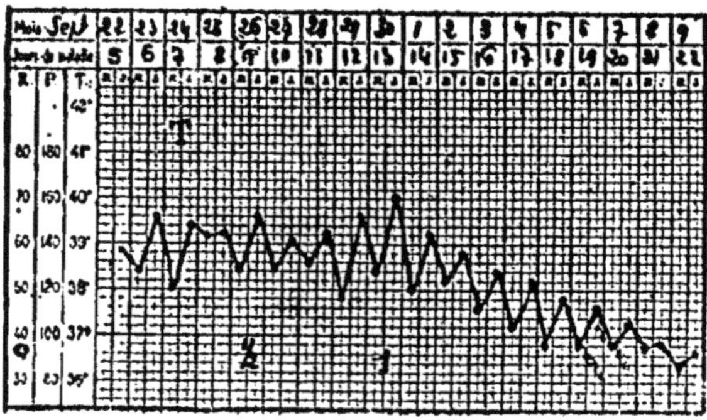

Obs. XXXVIII.

Obs. XXXVIII. (Personnelle).

Typhoïde légère chez une femme enceinte. 2 injections de vaccin.
Guérison sans accidents.

Sept. 1922. Mme E. Lem... (Gr. 3 ½), 33 ans.

Mme E. Lem.., âgée de 33 ans, enceinte de 3 mois ½, entre le 22 sept. 1922 à la Salle Ste-Marie, étant alitée depuis 5 jours (maux de tête, douleurs lombaires, courbature fébrile). Notre diagnostic, fort hésitant à l'entrée, se trouve facilité par l'apparition de 2 taches rosées sur l'abdomen le lendemain. Le séro-diagnostic est positif pour l'Eberth au 1/40ᵉ. La rate n'est pas perceptible. Pas de selles. Traitement habituel.

Le 9ᵉ jour on fait ½ cc. de vaccin. La rougeur locale persiste 72 heures. La température s'abaisse le 12 au matin pour remonter le soir. Le 13, on fait 1cc. Chute en *lysis*. Apyrexie le 8 octobre. Convalescence normale. La malade avec qui nous sommes resté en contact (après sa sortie de l'hôpital le 1ᵉʳ novembre) a accouché normalement à terme d'un enfant bien constitué.

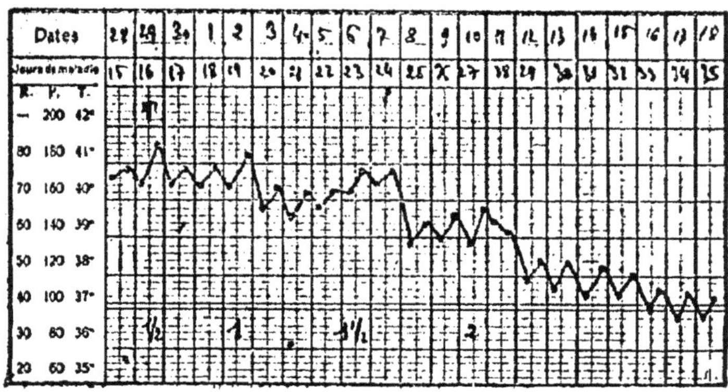

Obs. XIL.

Obs. XIL. (Personnelle).

Typhoïde grave, traitée tardivement, ayant nécessité quatre injections de vaccin. Guérison.

Sept. 1922. Si... Marie, 21 ans.

Mlle Si... Marie, âgée de 21 ans, malade depuis 15 jours (céphalée, courbature, *épistaxis*, fièvre), entre dans le service le 28 septembre, présentant les signes d'une fièvre typhoïde grave.

Séro-diagnostic : T + 1/100e.

Les signes généraux (stupeur, adynamie, pouls rapide, diarrhée) restent graves malgré 3 injections de vaccin; on donne 3 lavements par jour; une vessie de glace est en outre placée sur le cœur.

La défervescence n'est obtenue qu'après une piqûre (2 cc.) suivie de réactions très vives. L'apyrexie est définitive le 18 octobre.

La malade, *émaciée, anémiée*, a une convalescence très longue et ne quitte le service que le 19 janvier 1923.

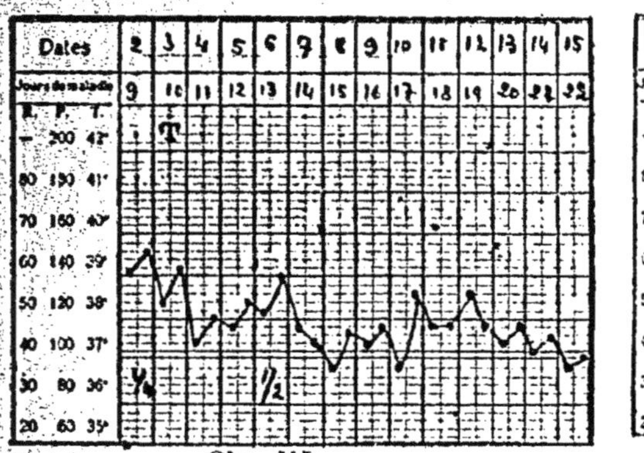

Obs. XL.

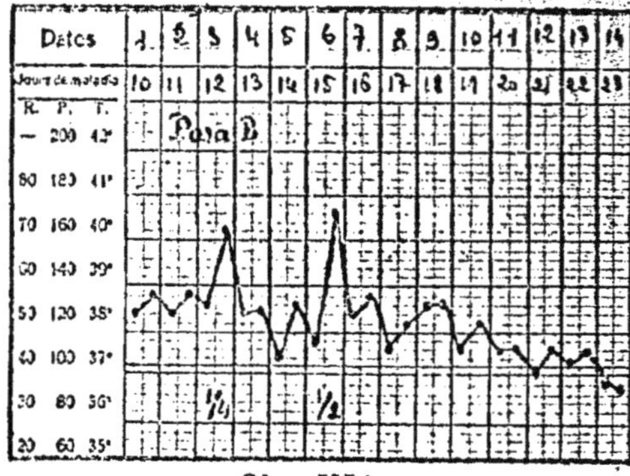

Obs. XLI.

Obs. XL. (Personnelle).

Typhoïde guérie à la suite de 2 injections de vaccin.

Déc. 1921. Lhom... Mireille, 12 ans.

L'enfant Lhom... Mireille, âgée de 12 ans, malade depuis une huitaine, entre dans le service le 2 décembre 1921.

Un peu de stupeur, T = 39. Rate perceptible sur 3 cc. Gargouillement dans la fosse iliaque droite. Diarrhée abondante (6 selles par jour) ocre, fétide. Pas de taches rosées. Elles apparaîtront le lendemain. On lui applique une vessie de glace, on donne un lavement froid. On fait une prise de sang. On injecte $^1/_4$ de cc. de vaccin iodé sous la clavicule. Peu de réaction générale. Rougeur vive par contre. Le séro-diagnostic est positif à 1/80 pour l'Eberth. La température baisse puis s'élève à nouveau le 6 décembre, on fait ½ cc.

La diarrhée cesse. On obtient une selle quotidienne au moyen du lavement. Après quelques oscillations, la température tombe à 37° le 15.

L'état général s'améliore lentement. L'enfant, très affaiblie, ne quitte le service que le 18 janvier 1922.

Obs. XLI. (Due à l'obligeance du Dr Marmasse.)

Paratyphoïde d'intensité moyenne traitée par 2 injections de vaccin iodé. Apyrexie le 23e jour.

XLI. Mars 1923. Coc..., Louis, 8 ans.

Le jeune Coc... Louis, 8 ans, est envoyé à l'Hôtel-Dieu le 20 février 1923 pour embarras gastrique sans fièvre. La température s'élève les jours suivants, sans dépasser 39°. Le 2 mars, apparition de taches rosées.

Le séro-diagnostic est positif au 1/100 pour le Para B. En plus du traitement habituel (glace, lavements) le malade reçoit, le 3 mars (12e jour de la maladie), un quart de cc. de vaccin iodé. Comme toujours, chez les enfants, vive réaction locale et générale. Trois jours plus tard, la rougeur ayant disparu, sans abaissement de température, on fait ½ cc. Réaction encore plus vive à la piqûre. La température, le soir, atteint 40° 8, pour s'abaisser en lysis et redevenir normale le 14.

Le petit malade guérit sans complications ni rechute.

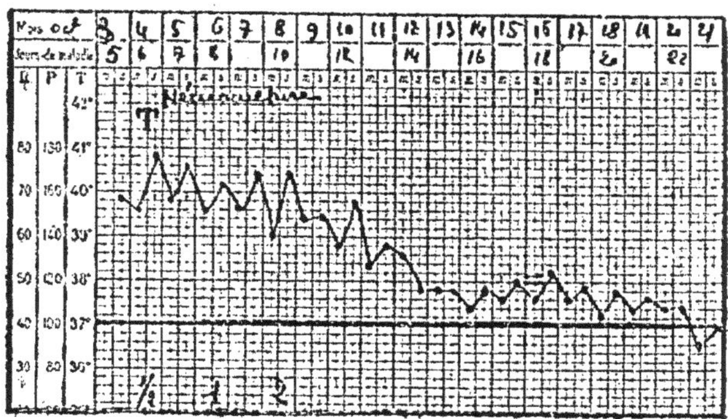

Obs. XLII.

Obs. XLII. (Personnelle).

Forme moyenne, traitée par 3 injections de vaccin. Guérison.

Oct. 1921. Mme Cron... Juliette, 40 ans.

Mme Cron... Juliette, 40 ans, de Blois est envoyée dans le service, en observation, le 3 octobre.

A ses règles.

Courbaturée depuis 5 jours. Céphalée. Pas de diarrhée. Abdomen : gargouillement iliaque. Rate percutable. Foie non augmenté.

Le séro-diagnostic est positif au 1/20. On fait une hémoculture qui s'affirmera positive, et sans attendre, on fait ½ cc. de vaccin et le traitement habituel. Réactions peu marquées. Le 6, quelques taches rosées apparaissent. T. 39° 6, 40° 2. 2e injection de vaccin. Enfin 2 cc. deux jours plus tard.

La défervescence est accompagnée d'une crise urinaire. L'apyrexie est obtenue 23 jours après le début de l'infection.

La malade sort le 13 novembre.

Résumé des Observations.

Observ.	Diagn.	Age	Début du Tt	Nombre de Piq.	Jours de maladie	Rechutes	Injections	Mort	Observations
1	B	17	6^{e}	2	12		½—1—		
3	T	16	9^{e}	3	26	1	½—1—1		
2	T	31	7^{e}	2	18		½—1—1		
4	T	23	10^{e}	3	26		½—½—1		
5	T	11	7^{e}	1	17		½		
6	T	38	5^{e}	4	17		½—1—1½—2		
7	T+B	9	9^{e}	1	15		½		
9	T+B	8	9^{e}	2	18		⅓—1		
10	T+B	4	7^{e}	1	12		¼		
8	T	18	9^{e}	3	20		½—1—1½		
11	T+B	23	11^{e}	4	28		½—1—1—2		
14	T	9	7^{e}	2	15		½—1		
12	T	37	16^{e}	5	55		½—1—1—2—2		méningite (?)
13	T	5	10^{e}	2	21		¼—½		
18—	T	6	8^{e}	2	19	1	¼—½		
15	T	39	9^{e}	1	16		½		
16	T	40	10^{e}	3	23		½—1—1½		
17—	T	8	8^{e}	1	20		½		
19	T	26	7^{e}	2	18		½—1		
20	T+B	17	5^{e}	4	24	1	½—1—1½—1½		
21	T	11	11^{e}	2	22		½—1		
22	B	5—	7^{e}	2	14		¼—¼		
23	T	19	4^{e}	2	18		½—1		
24	T	17	6^{e}	3	18		½—1—1½		
25	T+B	33	10^{e}	3	24		½—1—1½		
26	B	31—	9^{e}	2	17		½—1		
27	A	18	9^{e}	1	17		½		
28	B	21	4^{e}	2	9		½—1		
29	B	15	4^{e}	2	12		½—1		
31	B	18	8^{e}	3	21		½—1—2		
32	B	12	6^{e}	1	11		½		
36	T	34	10^{e}	2	18		½—1		
30	T	27	8^{e}	3	21		½—1—1½		Grossesse de 5 mois ½
33	T+B	24	15^{e}	4			½—1—1½—1½	1	Abcès du Foie — Appendicite —
34	B	18	6^{e}	2	14		½—1		
35	T+B	31	8^{e}	3	22		½—1—1½		Grossesse de 6 mois
37—	T+B	33	16^{e}	5	45		½—1—1—1½—2		Forme prolongée
38	T	33	9^{e}	2	20		½—1		Grossesse de 3 mois ½
39	T	21	16^{e}	4	34		½—1—1½—2		
40	T	12	9^{e}	2	21		¼—½		
42	T	40	6^{e}	3	22		½—1—2		
41	B	8	12^{e}	2	22		¼—½		

CONCLUSIONS.

Le vaccin iodé est une préparation atoxique douée d'un pouvoir antigénique élevé.

Le vaccin sera injecté sous la peau de la région sous-claviculaire à des doses variant de 250 à 1000 et 2000 millions de bacilles (½ à 1 et 2 cc.) à 2 ou 3 jours d'intervalle, l'observation clinique et la courbe de température guidant le médecin. La dose initiale chez les enfants sera réduite à $^1/_4$ ou $^1/_3$ de centimètre-cube, et on ne dépassera pas 1 cc.

L'injection n'est pas douloureuse. Les réactions locale et générale consécutives sont inoffensives et constituent des signes favorables précédant souvent une amélioration nette.

Sous l'influence du traitement, la courbe de température est modifiée, la période fébrile raccourcie et l'état général s'améliore rapidement.

Instituée dès le début, la méthode a la valeur d'un traitement abortif. Commencée dans le 2e septenaire elle donne encore d'excellents résultats. Des fièvres typhoïdes graves évoluent comme des formes bénignes. Pratiquée dans le 3e septénaire, son action est moins nette. Plus tard elle est inutile ou nuisible.

Elle ne semble pas empêcher les rechutes, mais elles sont en général peu graves et cèdent ordinairement à une nouvelle injection de vaccin.

Les complications paraissent être évitées. La mortalité est extrêmement faible. La durée de la bactériurie est notablement abrégée.

On s'abstiendra de vacciner les malades présentant des phénomènes infectieux d'une haute gravité, les débilités, ceux chez qui on craint la cholécystite et ceux qui sont à un stade avancé de la maladie ou qui ont fait une hémorrhagie intestinale.

Les enfants paraissent tirer le maximum de bénéfice de la méthode. Nous pensons qu'on peut l'essayer avec précaution, mais sans espérer d'aussi bons résultats chez les vieillards. Ni la grossesse, ni l'apparition ou la présence des règles ne sont un obstacle à la méthode.

La réfrigération permanente réalisée par l'application d'une large vessie de glace sur l'abdomen, qui convient à tous les cas, et l'administration quotidienne d'un ou de deux lavements froids, toujours bien supportés, constituent, associées aux injections de vaccin iodé, un traitement simple et efficace des fièvres typhoïde et paratyphoïdes.

* * *

BIBLIOGRAPHIE.

La bibliographie antérieure à 1920 est complète dans les excellents thèses de MM.

P. Pruvost. — *Traitement de la fièvre typhoïde chez les enfants par les injections de vaccins spécifiques.* Paris 1914.

A. Gauchery. — *La vaccinothérapie thyphique.* Paris 1914.

G. Thibault. — *Bacteriothérapie des infections typhoïdiques et paratyphoïdiques.* Paris 1920.

1920.

Amaladasson Mariassoncé. — *Essai sur le traitement de la fièvre typhoïde par l'homéopathie bactérienne (vaccinothérapie).* Thèse Montpellier 1920.

Blum P. — *Du danger ou de l'inefficacité des médicaments antithermiques dans le traitement de la fièvre.* Con. faite au Congrès de A. F. A. S. Strasbourg. Juillet.

Bozzolo G. et Fanziol. — *Ricerche cliniche sulla vaccinotherapia del tifo.* Morgagni, Milano.

Fiessinger N. — *La proteinothérapie et la proteosothérapie d'après les recherches modernes.* Journal des Praticiens, n° 12 et 13.

Fournier L. et Schwartz A. — *Vaccinothérapie dans la fièvre typhoïde par voie digestive.* Bull. méd., 27 mars.

Girard L. — *Les vaccins en thérapeutique.* Bull. méd. Paris XXXIV, 297-301.

Löwy O. — *Ueber die Wirkungsweise der vakzinalen Therapie bei Typhus und anderen fieberhaften Infektionkrankheiten.* Ztschr. f. exp. Path. u. Therap. Berlin XXI, 242-251.

Méry H. — *Vaccinothérapie antityphoïdique par voie sous-cutanée et vaccinothérapie colibacillaire.* Bulletin médical n° 18.

Minelle D. — *L'autovaccinothérapie de la fièvre typhoïde.* Journal des Praticiens 14 février n° 7.

Kharina-Marinucci R. — *Contributo alla conszenca della vaccinoterapia del tifo e di paratifi con i metodi di Cristina e Coronia.* Pediatria, Napoli XXVIII, 641-689.

Korbsch R. — *Zur Autovakzinbehandlung des Unterleibstyphus.* Berl. klin. Wochenschr., LVII, 1196-1199.

Pruvost P. — *Ce qui peut guider dans le choix d'un vaccin ou d'un sérum.* L'Hôpital, mai n° 23.

Rouslacroix. — *Homeothérapie bactérienne de la fièvre typhoïde.* Marseille, Méd. LVII, 1227.

Vallée H. et Bazy L. — *Bactériothérapie par extraits microbiens.* C. R. Ac. des Sc. de Paris CLXX, 1419-1421.

1921.

Alvarez y Ganaga S. — *Utilidad de la vacuno antitifica.* San y Benefic. Bol. offic. Habana XXV, 229.

Auburtin. — *Les principes de la vaccinothérapie.* Progrès méd. Paris 3 S XXXVI, 211.

Aureille P. — *Notes de bactériothérapie pratique.* Vie médicale Paris II, 343-345.

Auricchio L. — *Contributo alla conoscenza del mecanismo d'azione dei vaccini curativi.* Pediatria, Napoli, XXIV, 777.

Bérard. — *A propos de la vaccinothérapie.* Loire Méd. St-Etienne XXXV, 409-413.

Bernd L.-H. — *Treatment by use of dead cultures.* An. Méd. Burlington Vt XXXVII, 316.

Caronia. — *Brevi osservazioni a proposito di une recente note del Prof. Spolveri ni sulla vaccinoterapia dell' infenzione tifosa nei bambini.* Petiadria, Napoli, 460-462.

Chanes Charles. — *Morbidité typhoïdique et vaccinothérapie.* Thèse de Lyon.

Chené H. — *La vaccinothérapie dans la pratique médicale.* Vie méd., Paris II, 329-338.

Coca F. — *Tratamiento de la fiebre tifoidea por la bacterioterapia especifica.* Med. Ibéra, Madrid, XV, 173.

Dore J. — *Contribution à l'étude de l'autovaccinothérapie. Etude expérimentale sur la production des anticorps.* Thèse de Toulouse.

Dubarry R. — *L'autovaccinothérapie dans le traitement de la fièvre typhoïde chez l'adulte.* Thèse de Paris.

Fairley K.-D. — *A preliminary report on the treatment of Typhoid Fever with intravenous vaccines.* Med. J. Australia, Sydney, II, 428-435.

Flandrin et Lempriere. — *Traitement de la fièvre typhoïde par les applications de glace et le vaccin iodé.* Bulletin médical, Paris, XXXV, 37.

Forbat A. — *Prinzip, Theorie und Praxis der Vakzinotherapie.* Berl. u. Wien. (Thèse.)

Glatard. — *La médication par le choc hémoclasique colloïdal et ses dangers, en particulier dans les affections typhiques et paratyphiques.* Bulletin et mémoire. Société Méd. des Hôpitaux de Paris, 3. S. XLV, 998-1000.

Grignon H. — *Contribution à l'étude et à la pratique de la vaccinothérapie.* Clinique Montréal, XII, 213-224.

Gromberg A. — *Comment agit la vaccinothérapie.* Société de Médecine de Paris, XL, 623.

MARTIN JEAN. — *Contribution à l'étude du traitement de la fièvre typhoïde par la vaccinothérapie digestive.* Thèse de Bordeaux.

MARSTAD E. — *Treatment of Thyph. bacil. carriers méd.* Rev. Bergen XXXVIII, 215-234 et 251-272.

PIRERA A. — *La Siero vaccinotherapia antifica.* Gazz. méd. Napolet., IV, 269.

RANQUE et SENEZ. — *Vaccinothérapie de la fièvre typhoïde, sa valeur, son mode d'action.* Progrès médical, Paris, 3. S. XXXVI, 217-220.

RIMPAU et KECK. — *Aus der Praxis der Vakzinetherapie.* Münch. med. Wochenschr., XVIII, 1213-1215.

ROGER, WIDAL, TEISSIER. — *Nouveau traité de médecine T. III.* Pages 159 et suivantes, 174-218.

ROUSLACROIX. — *Homeothérapie bactérienne de la fièvre thyphoïde.* Résultats généraux. 250 observations. Gaz. des Hôp. de Paris, XCIV, 184-186.

SALVETTI G. — *Sulla vaccinoterapia degli stati tifosi nell' infanzia.* Policlin. Roma, XXVIII, Sez, prat. 884-887.

SATTA G. — *Etero batterioterapia del tifo.* Biochem. e terap. Sper Milono, VIII, 99-105.

TRIBONDEAU, D'OELNITZ. — S. m. des Hôpitaux. 22 juillet, XVe Congrès Français de Médecine, Strasbourg, 3-5 octobre.

VALLÉE H. et BAZY L. — *Essais de bactériothérapie par extraits microbiens.* Bulletin et mémoire soc. de chirurgie, XLVII, 671-679.

WOOD F.-M. — *The value of bacteria vaccines in the prevention and treatment of infection.* Méd. Rev. of Rev. New-York. XXVII, 12-14.

1922.

CANGA ARGUELLES J. J. G. — *La vaccinoterapia en la pratica med. Iberia,* Madrid, XVI, 527.

CAZENEUVE PAUL. — *La conception de la vaccination et de la vaccinothérapie par voie digestive doit-elle être abandonnée?* Monde médical, 15 mars, 167.

COCA. — *Tratamiento bacterioterapico de la Fiebre Tifoidea.* Med. Ibera, Madrid, XVI, 282.

COSTA S. — *Les vaccins bactériens formolés.* Presse médicale, 15 novembre, p. 985-986.

GARRIGUES A. — *L'homeothérapie bactérienne de la fièvre typhoïde dans la pratique.* Monde médical, 15 mars, p. 186.

GRIMBERT A. — *Considérations sur l'emploi de la vaccinothérapie spécifique.* Vie méd., Paris, III, 493.

HAIBE M.-A. — *Recherches sur les moyens de débarrasser de leurs bacilles thyphiques les porteurs de germes.* Mém. cour. A. C. Roy. de méd. de Belgique, Bruxelles, XXII, 1-45.

HALLION H. — *Les principes de la vaccinothérapie curative.* Monde médical, Paris, 15 mars, n° 599, 161-166.

HILGERMANN R. et KRANTZ W. — *Vakzintherapie.* Münch. med. Wochenschr., LXIX, 194-196.

Legueu. — *Un mot de vaccinothérapie.* Rev. gén. de cl. et de thérap., Paris, XXXVI, 118.

Lo Bianco F. — *Vaccinoterapia.* Gazz. Roma, XLVIII, 2-22-42.

Mauté A. — *Quelques réflexions sur la vaccinotherapie dans la pratique médicale courante.* S. de méd. de Paris, XLI, 184-186.

Mauté A. — *La vaccinothérapie dans la pratique médicale courante.* Clinique, Paris, XVII, 7.

Parisot et Simonin. — *Etude sur la vaccinothérapie.* Revue de médecine, p. 392.

Sales G., Turquety R. et Blaignan Y. — *La fièvre typhoïde dans la première enfance.* Gaz. des Hôpitaux, 16 décembre, 1591-1597.

Vallet et Bondet. — *Fièvre typhoïde consécutive à une ingestion de moules crues. Autovaccinothérapie. Guérison rapide.* Bull. Soc. des Sc. méd. et biolog. Montpellier, III, 185-187.

Weill P.-Emile. — *Le traitement vaccinothérapique des complications osseuses de la fièvre typhoïde.* Monde médical, 15 mars, 171.

Ségard. — *Schémas thérapeutiques. Maladies typhoïdes* (d'après Pilod). L'Hôpital Avril B., p. 210 et 211.

www.ingramcontent.com/pod-product-compliance
Ingram Content Group UK Ltd.
Pitfield, Milton Keynes, MK11 3LW, UK
UKHW020323220726
13923UKWH00003B/1332